国家卫生健康委员会"十四五"规划教材

全国中等卫生职业教育教材

供医学检验技术专业用

寄生虫检验技术

第4版

主　编　窦　迪

副主编　尹培兰　梁惠冰

编　者（以姓氏笔画为序）

于海祥（山东省临沂卫生学校）

尹培兰（山西省长治卫生学校）

江宇枫（牡丹江市卫生学校）

苏定志（海南卫生健康职业学院）

李　英（凉山卫生学校）

张　琳（四川省南充卫生学校）

卓曼玉（广东省潮州卫生学校）

梁惠冰（广东省连州卫生学校）

葛会美（菏泽家政职业学院）

韩洪达（潍坊护理职业学院）

曾　锦（昭通卫生职业学院）

窦　迪（潍坊护理职业学院）

人民卫生出版社

·北　京·

图书在版编目（CIP）数据

寄生虫检验技术 / 窦迪主编. —4 版. —北京：
人民卫生出版社，2023.10（2025.11重印）

ISBN 978-7-117-35468-4

Ⅰ.①寄… Ⅱ.①窦… Ⅲ.①寄生虫病－医学检验－
中等专业学校－教材 Ⅳ.①R530.4

中国国家版本馆 CIP 数据核字（2023）第 198828 号

人卫智网	www.ipmph.com	医学教育、学术、考试、健康，购书智慧智能综合服务平台
人卫官网	www.pmph.com	人卫官方资讯发布平台

寄生虫检验技术
Jishengchong Jianyan Jishu
第 4 版

主　　编：窦　迪
出版发行：人民卫生出版社（中继线 010-59780011）
地　　址：北京市朝阳区潘家园南里 19 号
邮　　编：100021
E - mail：pmph @ pmph.com
购书热线：010-59787592　010-59787584　010-65264830
印　　刷：北京印刷集团有限责任公司
经　　销：新华书店
开　　本：850×1168　1/16　印张：11.5　插页：2
字　　数：245 千字
版　　次：2002 年 6 月第 1 版　 2023 年 10 月第 4 版
印　　次：2025 年 11 月第 4 次印刷
标准书号：ISBN 978-7-117-35468-4
定　　价：45.00 元

打击盗版举报电话：010-59787491　E-mail：WQ @ pmph.com
质量问题联系电话：010-59787234　E-mail：zhiliang @ pmph.com
数字融合服务电话：4001118166　E-mail：zengzhi @ pmph.com

修订说明

为服务卫生健康事业高质量发展，满足高素质技术技能人才的培养需求，人民卫生出版社在教育部、国家卫生健康委员会的领导和支持下，按照新修订的《中华人民共和国职业教育法》实施要求，紧紧围绕落实立德树人根本任务，依据最新版《职业教育专业目录》和《中等职业学校专业教学标准》，由全国卫生健康职业教育教学指导委员会指导，经过广泛的调研论证，启动了全国中等卫生职业教育护理、医学检验技术、医学影像技术、康复技术等专业第四轮规划教材修订工作。

第四轮修订坚持以习近平新时代中国特色社会主义思想为指导，全面落实党的二十大精神进教材和《习近平新时代中国特色社会主义思想进课程教材指南》《"党的领导"相关内容进大中小学课程教材指南》等要求，突出育人宗旨、就业导向，强调德技并修、知行合一，注重中高衔接、立体建设。坚持一体化设计，提升信息化水平，精选教材内容，反映课程思政实践成果，落实岗课赛证融通综合育人，体现新知识、新技术、新工艺和新方法。

第四轮教材按照《儿童青少年学习用品近视防控卫生要求》(GB 40070—2021)进行整体设计，纸张、印刷质量以及正文用字、行空等均达到要求，更有利于学生用眼卫生和健康学习。

前　言

　　本书以国家关于职业教育改革发展相关文件精神为指导,依据职业教育国家教学标准体系文件要求,结合中等职业教育医学检验技术专业人才培养目标和岗位需求修订。本次修订坚持落实立德树人根本任务和党的二十大精神进教材相关要求,突出技能培养,注重融入信息化教学相关素材。

　　全书内容以医学蠕虫、医学原虫、医学节肢动物为主线,本次修订将检验技术融入实训指导中,并加入清晰图表。在保持上版教材主体框架的基础上,本次修订增加了若干栏目:在每章设置了"学习目标",使各章教学目标明确;"知识拓展""知识链接"栏目对正文内容给予必要的延伸和拓展,便于学生了解和应用相关知识;"案例导学"栏目为本节授课做前期导入,体现了教材的职业教育属性,更侧重对学生专业知识的分析能力、应用能力、解决实际问题能力的培养,实现学有所教、学有所成、学有所用。本教材编写全面落实课程思政实施要求,二维码融入了丰富的教育资源,自测题与相关职业考试吻合。

　　在编写过程中,我们参考了最新版《全国卫生专业技术资格考试大纲》《全国临床检验操作规程》和人民卫生出版社同类教材及相关资料,得到了各参编院校的大力支持,在此一并致以衷心的感谢!

　　由于寄生虫检验技术发展迅速,内容更新快,限于编者的学术水平,本书不妥之处难免,恳请广大师生批评指正。

窦　迪

2023 年 11 月

目 录

绪论

绪论 数字资源

学习目标

1. **掌握:** 寄生现象、寄生虫和宿主的类别、寄生虫与宿主的相互关系;寄生虫病的流行和防治原则。
2. **熟悉:** 寄生虫病感染现状、寄生虫感染的免疫。
3. **了解:** 寄生虫学及检验概念、范畴和任务。
4. **学会:** 寄生虫基本理论知识,充实、完善整体专业能力。
5. **具备:** 正确思维能力和分析问题及解决问题的能力。

寄生虫检验技术是研究与人体健康有关的寄生虫的形态结构、生活史、致病机制、实验诊断、流行规律和防治原则及其检验技术的一门科学,是基础理论与检验实践相结合的学科。

人体寄生虫主要包括医学蠕虫、医学原虫、医学节肢动物。检验技术主要包括病原检查和免疫检查两大部分,但常以病原检查为主,作为寄生虫病确诊的依据。

寄生虫检验基本任务是通过学习,能运用寄生虫学的基本理论知识,揭示寄生虫和人体与外界环境因素相互关系;并应用医学检验技术和调查方法等,准确地对造成人体感染的寄生虫进行检测和鉴定;协助临床做出正确的诊断,从而提高医疗水平,以达到防治和消灭危害人类健康的寄生虫病,保障人民健康,提高劳动生产率的目的。

一、寄生现象及寄生虫和宿主

(一)寄生现象

自然界各种生物之间形成错综复杂的关系,两种不同的生物生活在一起的现象称为共生。根据生物间利害关系的不同,共生可分为三种类型:共栖、互利共生和寄生。

1. 共栖(偏利共生) 两种生物生活在一起,一方受益,另一方既不受益也不受害。

例如,海葵附在寄生蟹的壳上,随寄生蟹的移行增加寻找食物机会,对寄生蟹既无利也无害;鲫鱼用其背鳍演化成的吸盘吸附在大型鱼类的体表被带到各处,觅食时暂时离开,这对鲫鱼有利,对大鱼无利也无害。

2. 互利共生　两种生物在一起生活,在营养上互相依赖,长期共生,双方均受益。如鞭毛虫依靠白蚁消化道中的木屑为食,而鞭毛虫合成和分泌的酶能将纤维素分解成能被白蚁利用的复合物,白蚁为鞭毛虫提供食物和庇护所,鞭毛虫为白蚁提供了必需的且自身又不能合成的酶,双方均获益,互相依赖。

3. 寄生　两种生物生活在一起,一方受益,另一方受害,后者为前者提供营养物质和生活场所,这种现象称为寄生现象。受益的一方称为寄生物,受损害的一方称为宿主。

（二）寄生虫和宿主

寄生虫是指一些长期演化过程中逐渐丧失了独立生活能力,寄生于另一生物的体内或体表,获得营养,并给对方造成损害的低等动物。寄生在人体的寄生虫称人体寄生虫。

宿主是指被寄生虫寄生的人或动物。例如蛔虫不仅寄居于人体小肠,还能掠夺营养,甚至造成肠梗阻、肠穿孔。蛔虫是寄生虫,人体则是蛔虫的宿主。

寄生虫种类繁多,根据寄生虫与宿主的关系,可将寄生虫分为不同的类别。

1. 根据寄生部位可分为

(1) 体表寄生虫:一些昆虫(如蚊、白蛉、虱、蚤等)刺吸宿主血液时与宿主体表接触,吸血后便离开,因此也称暂时性寄生虫。

(2) 体内寄生虫:寄生于宿主体内器官或组织细胞内的寄生虫,这些寄生虫称为体内寄生虫。例如,寄生于肠道内的钩虫、蛔虫等;寄生于组织细胞内的疟原虫、旋毛虫等。

2. 根据寄生的性质可分为

(1) 专性寄生虫:寄生虫的生活史中至少有一个时期必须营寄生生活的称为专性寄生虫,如血吸虫、钩虫等。

(2) 兼性寄生虫:有些营自生生活的寄生虫在生活史某一发育阶段也可侵入宿主营寄生生活,这些寄生虫称为兼性寄生虫,如粪类圆线虫。

(3) 机会致病寄生虫:有些寄生虫在宿主免疫功能正常时处于隐性感染状态,一旦宿主免疫功能受损,虫体繁殖力和致病力增强,导致宿主出现临床症状和体征,甚至死亡,此类寄生虫称机会致病寄生虫。如艾滋病患者可因感染弓形虫、隐孢子虫等致死。

寄生虫不同发育阶段所寄生的宿主主要包括以下四种:

(1) 终宿主:寄生虫的成虫或有性生殖阶段寄生的宿主称为终宿主。如肥胖带绦虫成虫寄生在人体,人是肥胖带绦虫的终宿主。

(2) 中间宿主:寄生虫的幼虫或无性生殖阶段寄生的宿主称为中间宿主。有的寄生虫在发育过程中需要两个或两个以上的中间宿主,按其寄生的顺序依次称为第一中间宿主、第二中间宿主。如华支睾吸虫幼虫先后寄生在豆螺和淡水鱼,豆螺是华支睾吸虫的第一中间宿主,淡水鱼是华支睾吸虫的第二中间宿主。

(3)储存宿主:又称保虫宿主。有些寄生虫除寄生人体外,还可寄生某些脊椎动物体内,这些动物是人体寄生虫病的重要传染源,称为储存宿主。如日本血吸虫除寄生人体外,还可寄生在牛体内,牛则为日本血吸虫的保虫宿主。

(4)转续宿主:当某些寄生虫的幼虫侵入非正常宿主体内后,不能发育为成虫,仅长期维持幼虫状态,但能够生存,当有机会侵入其正常宿主后,才能继续发育为成虫,此类非正常宿主称为转续宿主。幼虫在非正常宿主的皮下组织或器官内移行窜扰所造成的局部和全身性损害称为幼虫移行症。

二、寄生虫生活史

寄生虫完成一代生长、发育、繁殖的全过程及其所需的外界环境条件称为寄生虫生活史。寄生虫生活史中,具有感染人体能力的发育阶段称为感染阶段。寄生虫的发育一般包括感染人体、体内移行、定位寄生、排离人体及外界发育等五个阶段。因此,掌握寄生虫生活史的规律,对分析寄生虫的致病性、进行寄生虫病诊断及防治是非常必要的。不同寄生虫的生活史过程有的简单、有的复杂,根据生活史过程中是否需要中间宿主,将寄生虫的生活史分为直接发育型和间接发育型两类。

1. 直接发育型　寄生虫全部的生活史中不需要中间宿主,如蛔虫、钩虫等。此类蠕虫成虫寄生于终宿主体内,虫卵随粪便排出体外,需要进入外界土壤中继续发育才能感染人体,故又称土源性蠕虫。

2. 间接发育型　生活史中既需要终宿主还需要中间宿主,如血吸虫、丝虫等。此类蠕虫又称生物源性蠕虫。

寄生虫的繁殖方式比较复杂,某些寄生虫仅有有性生殖,如蛔虫、钩虫和丝虫。有的只有无性繁殖,如阴道毛滴虫和溶组织内阿米巴。有的寄生虫既有有性生殖又有无性繁殖,如弓形虫、疟原虫等,此现象称世代交替。

三、寄生虫与宿主的相互关系

人体感染寄生虫后,寄生虫和宿主之间的相互关系很复杂。在寄生虫方面表现为对宿主的侵入和损害作用,在宿主方面则是对寄生虫的防御抗损伤作用,其结果取决于两者的强弱。

(一)寄生虫对宿主的致病作用

1. 夺取营养　寄生虫无论寄生于宿主的体表或体内,其生长发育繁殖所需的营养物质均来源于宿主,从而导致宿主营养丢失。如寄生于小肠内的蛔虫以宿主消化和半消化的食物为营养,钩虫、血吸虫以血液为营养,虫数越多、时间越长,宿主耗损的营养物质就越多,造成宿主营养不良,可直接影响人体的健康发育和成长。

2. 机械性损伤　寄生虫在入侵、移行和定居、占位时均可对宿主局部组织器官造成损伤。①机械性阻塞:如蛔虫大量寄生,可导致肠痉挛、肠梗阻。②压迫组织:如猪囊尾蚴压迫脑组织,可引起癫痫。③损伤组织:如十二指肠钩虫寄生于小肠,用其钩齿咬附肠黏膜以血液为食,造成宿主肠黏膜损伤。④破坏细胞:如寄生于红细胞内的疟原虫周期性地破坏红细胞,造成贫血。

3. 毒性作用　寄生虫的分泌物、排泄物以及虫体死亡的分解产物对宿主均有毒性作用。如痢疾阿米巴分泌溶组织酶,破坏组织,导致肠壁溃疡和肝脓肿。

4. 免疫损伤　寄生虫自身成分及其代谢产物具有抗原性,能诱发宿主出现超敏反应。如棘球蚴的囊液可引发Ⅰ型超敏反应,严重者可致过敏性休克,甚至死亡。

（二）宿主对寄生虫的免疫作用

宿主对寄生虫的入侵,可产生一系列的防御反应,主要通过非特异性和特异性免疫反应,杀伤或消灭入侵的寄生虫。

1. 非特异性免疫　又称先天性免疫或固有免疫,受遗传因素控制,先天具有,在寄生虫感染初期即发挥作用。如人体的皮肤、黏膜、血－脑脊液屏障及胎盘的屏障作用,消化液的杀灭消化作用,吞噬细胞的吞噬作用,补体系统的防御作用等均可抵御寄生虫的入侵。

2. 特异性免疫　又称获得性免疫或适应性免疫,是人体免疫系统被寄生虫抗原刺激后引发针对该寄生虫抗原的免疫反应。特异性免疫大致分为以下两种类型:

（1）消除性免疫:宿主被寄生虫感染后所产生的特异性免疫应答能完全消除寄生虫抗原,并对再感染具有终生免疫力,如杜氏利什曼原虫引起的皮肤利什曼病,产生获得性免疫后,原虫完全被清除,皮肤病变迅速愈合,且可终身免疫。

（2）非消除性免疫:人体对寄生虫感染大多属于此类型。人体感染寄生虫后,产生了获得性免疫,体内寄生虫未完全被清除或未被清除,但对再感染具有一定程度的免疫力。非清除性免疫包括带虫免疫和伴随免疫两种状态。

1）带虫免疫:宿主感染寄生虫后,对同种寄生虫的再感染产生免疫力,但体内寄生虫并未完全被清除,一旦用药物杀灭体内残存的寄生虫,已获得的免疫力也随之消失,如抗疟原虫感染免疫,人体感染疟原虫后,产生的获得性免疫对再感染有一定的抵抗力,但体内疟原虫未被完全清除,仍保持低密度水平。

2）伴随免疫:指机体感染蠕虫后所产生的仅对其童虫再次入侵具有杀伤作用的免疫力,但不能清除体内的成虫,成虫仍可生存产卵,如抗血吸虫感染免疫,血吸虫感染后产生的获得性免疫对活的成虫不起作用,但可防御再感染时侵入的幼虫。

以上两种状态不使用药物宿主难以治愈,一旦药物清除体内的寄生虫后,宿主的免疫力也会随之消失。

（三）宿主与寄生虫相互作用的结果

寄生虫与宿主相互作用会形成一定的平衡状态，根据寄生虫致病力与宿主抵抗力强弱的不同，平衡关系也会发生变化，一般可出现三种结果：

1. 寄生虫被杀灭　宿主将体内的寄生虫全部清除，并具有完全抵御再感染的能力，这种情况比较罕见。

2. 寄生虫病和带虫状态　寄生虫侵入人体内，大量生长繁殖，引起病理损伤，临床上出现明显症状和体征的寄生虫感染称寄生虫病。在相当多的情况下，人体感染寄生虫后并无明显的临床症状，但体内仍寄生有活的寄生虫，这些感染者称为带虫者。从流行病学来看，患者和带虫者是寄生虫病的重要传染源。

3. 寄生关系终止　由于宿主的免疫力极弱，不能有效地控制寄生虫在体内生长、繁殖，最终导致宿主死亡，寄生虫也随之死亡。

 知识拓展

秀丽隐杆线虫（*C.elegan*）在1900年已经被发现，是实验室中常用的一种模式生物。Sydney Brenner于1963年对线虫进行的发育生物学和神经科学的研究，至今已经有三个诺贝尔奖是直接应用秀丽隐杆线虫来进行的研究，可见其对于科学界的重要性。

目前，科学家利用秀丽隐杆线虫进行着各方面的研究，包括细胞凋亡机制、细胞的基本活动、神经系统的发育、人类基因功能与疾病、衰老，动物睡眠研究等各方面。秀丽隐杆线虫对于生命科学研究可谓贡献卓越。

四、寄生虫病的实验室诊断

寄生虫病的诊断分临床诊断和实验室诊断两部分。临床诊断包括病史（是否到过寄生虫病流行区、是否有过感染寄生虫的机会、是否吃过生的或不熟的肉类等）、症状、体征以及诊断用的临床检查方法（X线、B超、CT、MRI等），这些都有重要的参考价值。实验室诊断则涉及寄生虫的病原学、免疫学和分子生物学等检查方法。

1. 病原学检查　根据寄生虫生活史的特点，从患者的排泄物、血液或组织等检获寄生虫某一发育阶段，由于能用肉眼或显微镜直接观察到病原体，使寄生虫病得以确诊。因此，病原学检查是最可靠的检查方法，广泛用于各寄生虫病的诊断。然而有时病原学检查方法检出率较低，对轻度感染要反复检查，以免漏诊；对于在组织中或器官内寄生而不易取材的寄生虫病原检查效果不理想，则须应用免疫学检查或物理方法辅助诊断。

2. 免疫学诊断　利用寄生虫在人体引起免疫反应的原理，在体外进行抗原或抗体的检测，达到诊断的目的，称为免疫学诊断。由于免疫学理论和技术的飞速发展，免疫学检验在寄生虫病中的应用已经越来越广泛,以其简便、经济、快速及灵敏等优点常被用于流行病调查的初筛检查、感染度的估计以及疗效考核。免疫学诊断包括皮内试验和血清免疫试验。

3. 分子生物学诊断　即基因和核酸诊断技术。随着分子生物学技术的发展,检测病原体核酸物质等方法以其高度敏感、高特异性、能早期诊断等优点,为寄生虫病诊断开辟了新途径。在疾病的早期诊断和流行病学调查研究中发挥了重要作用。

五、寄生虫病的流行与防治

（一）流行的基本环节

与其他传染病一样,寄生虫病的流行必须具备传染源、传播途径和易感人群三个基本环节。

1. 传染源　是指被寄生虫感染的人或动物。包括寄生虫病患者、带虫者和储存宿主。寄生虫病可以在人与人、人与动物或动物与动物之间相互传播。通常把在人和脊椎动物之间自然传播的寄生虫病称为人兽共患寄生虫病,如血吸虫病、旋毛虫病、弓形虫病等。

2. 传播途径　是指寄生虫从传染源传播到易感宿主的途径或过程,也称感染途径或感染方式。常见的传播途径和方式主要有:

（1）经口感染:是最常见的传播途径。寄生虫的感染阶段可以通过食物、饮水、污染的手指或玩具等进入人体,如蛔虫和蛲虫等。因食入某些食物而感染的寄生虫病称之为食源性寄生虫病。

（2）经皮肤感染:寄生虫的感染期直接经皮肤侵入人体引起感染,如钩虫和血吸虫等。

（3）经媒介昆虫感染:有些寄生虫可通过吸血的节肢动物叮咬进入人体,如蚊传播疟疾,白蛉传播黑热病等,此类疾病称为虫媒病。

（4）经接触感染:某些寄生虫通过直接或间接接触侵入人体,如疥螨可以直接接触或共用毛巾间接接触而感染。

（5）其他感染方式:包括经胎盘感染(如弓形虫)、输血感染(如疟原虫)、自身感染(如猪囊尾蚴)等。

3. 易感人群　对寄生虫缺乏免疫力或免疫力低下的人群。人群对寄生虫病普遍易感。

（二）流行因素

1. 自然因素　包括温度、湿度、雨量及地理环境等气候条件,直接影响寄生虫在外界和媒介昆虫体内的发育,从而直接或间接地影响了寄生虫病的流行。如夏季蚊虫滋生则有利于疟原虫在蚊子体内发育,增加疟疾的传播,当温度低于 $15 \sim 16℃$ 时,疟原虫不能在蚊体内发育,此时为疟疾流行的休止期。

2. 生物因素　有些寄生虫生活史需要中间宿主或节肢动物,这些中间宿主或节肢动物的存在与否决定了这些寄生虫病能否流行,如丝虫病的流行与相应蚊媒的地理分布、活动季节相符合。

3. 社会因素　包括社会制度、经济状况、科学水平、文化教育、医疗卫生、防疫保健以及人的生产方式和生活习惯等。如果居住在疟疾流行区无防蚊设备的地方,人就容易感染疟原虫。

（三）流行特点

1. 地方性　某种疾病在某一地区经常发生,无需自外地输入,这种情况被称为地方性。地方性主要与自然因素(如气候条件)、生物因素(如中间宿主或媒介节肢动物的分布)和社会因素(如人群的生活习惯和生产方式)有关。例如,有些食源性寄生虫病的流行与当地居民的饮食习惯密切相关。

2. 季节性　由于温度、湿度、雨量、光照等气候条件会对寄生虫及其中间宿主和媒介节肢动物种群数量的消长产生影响,寄生虫病的流行往往呈现明显的季节性。人群的生产和生活活动也会造成感染的季节性,人们常因农业生产或下水活动而接触疫水感染血吸虫病。因此,急性血吸虫病往往发生在夏季。

3. 自然疫源性　在原始森林或荒漠地区,有些寄生虫不需要人的参与就在脊椎动物之间传播、流行,人偶然进入该地区时,则可由脊椎动物通过一定途径传播给人。寄生虫病自然流行的地区称为自然疫源地。

（四）我国寄生虫病的流行现状

我国曾是寄生虫病流行最严重的国家之一,寄生虫病种类多、分布广、危害重,是重要的公共卫生问题。新中国成立以来,党和政府高度重视曾严重危害人民健康的五大寄生虫病(血吸虫病、疟疾、丝虫病、钩虫病和黑热病)的防治工作,寄生虫病防治工作取得了显著成效。20 世纪 50 年代末我国基本消灭了黑热病;1995 年全国 12 个血吸虫病流行省(自治区、直辖市)中已经有 5 个省(自治区、直辖市)消灭了血吸虫病;2006 年,中国成为世界上有丝虫病流行的国家中第一个实现并达到传播阻断或基本消灭丝虫病流行的国家。近几年,蛔虫、钩虫、华支睾吸虫等寄生虫病防治不断取得新进展,在保障人民群众身体健康和生命安全、促进经济社会发展中做出了重要贡献。

1988 年至 1992 年和 2001 年至 2004 年卫生部曾组织开展了两次全国人体寄生虫病调查。2018 年 12 月,国家卫生健康委员会公布了第三次全国重点寄生虫病调查报告。第三次调查范围覆盖我国 31 个省(自治区、直辖市)(不含港澳台地区)。在农村地区分别调查因卫生习惯而感染的土源性线虫病(钩虫病、蛔虫病、鞭虫病、蛲虫病)、因饮食习惯而感染的食源性寄生虫病(带绦虫病、华支睾吸虫病)和肠道原虫病等;城镇地区调查因生食或半生食鱼虾而感染的华支睾吸虫病。全国农村调查点 1 890 个,调查人数 48.42 万人;城镇调查点 517 个,调查人数 13.32 万人。血吸虫病、疟疾和包虫病因另有专项调查,故不在本次调查范围内。与前两次调查相比,我国重点寄生虫患者群感染率显著下降,全国总感染率降到 6% 以下,绝大部分地区均已处于低度流行或散发状态。

知识链接

寄生虫病防治的三项针对性举措

针对寄生虫病防治工作存在的薄弱环节,国家卫生健康委提出以下三项针对性举措:

一是寄生虫病可防可控不可怕。防治寄生虫病是《"健康中国 2030"规划纲要》的重要组成部分,必须坚持政府领导,部门配合,社会参与的工作机制,实行齐抓共管才能进一步控制和消除寄生虫病的危害。进一步加强对寄生虫病防治的科学研究,加强对技术人员的培养,保证我国寄生虫病防治工作的可持续发展。

二是针对重点寄生虫病的流行环节与主要影响因素,采取因地制宜,突出重点,分类施策,以寄生虫虫种分布和感染率高低为主要依据,采取以健康教育为先导,改水、改厕、改变不良的卫生习惯及药物驱虫的措施,做到有的放矢,实施精准防治。

三是完善综合监测体系,定期开展寄生虫病流调:①在现有全国土源性线虫病监测点的基础上,加强食源性、人兽共患寄生虫病、肠道原虫病的监测;②配合"一带一路"倡议和援外等工作,加强输入性寄生虫病和新发寄生虫病监测。各地也应根据其区域内重点寄生虫病流行状况,选择重要病种设立监测点。

(五)防治原则

我国地跨寒带、温带、热带,自然条件千差万别,人民的生活与生产习惯多样。新中国成立前,我国是寄生虫病严重流行的国家之一。在广大农村,寄生虫病一直是危害人民健康的主要疾病。要达到有效防治寄生虫病的目的,必须依据寄生虫病流行的基本环节、影响因素,采取综合性防治措施。

1. 控制和消灭传染源　对患者和带虫者进行普查普治,对储存宿主作适当处理,是控制和消灭传染源的有效措施。

2. 切断传播途径　采取综合措施,强化粪便和水源管理,搞好环境和个人卫生,杀灭或控制中间宿主及昆虫媒介,是切断传播途径的必要措施。

3. 保护易感人群　对特定易感人群和个体以及初次进入流行区的人群采取必要的保护措施,如使用防护品、预防服药,加强宣传教育,改变不良的饮食和行为习惯,提高自我防护意识,可以有效保护易感人群。

章末小结　本章学习重点是寄生虫、宿主以及寄生虫生活史的概念和类别,寄生虫对宿主的作用。学习难点为储存宿主、转续宿主的概念和寄生虫病免疫机制。在学习过程中注意概念的区分和类别的划分。学生应通过对基础知识的学习,提高个人业务素质,为今后从事医学检验技术工作奠定坚实基础。

（窦　迪）

 思考与练习

一、名词解释

1. 寄生虫

2. 储存宿主

3. 人兽共患

4. 幼虫移行症

二、填空题

1. 两种生物生活在一起,其中一种生物从中获利、生存,这种生物叫＿＿＿＿＿＿。

2. 寄生虫对宿主的主要危害有＿＿＿＿＿、＿＿＿＿＿、＿＿＿＿＿和＿＿＿＿＿。

3. 寄生虫的侵入途径主要有＿＿＿＿＿、＿＿＿＿＿、＿＿＿＿＿、＿＿＿＿＿和＿＿＿＿。

4. 寄生虫病的传染源包括＿＿＿＿＿＿、＿＿＿＿＿＿和＿＿＿＿＿＿。

三、简答题

1. 寄生虫对宿主可造成哪些危害?

2. 宿主对寄生虫可造成哪些影响?

第一篇 | 医学蠕虫

　　蠕虫是借肌肉伸缩做蠕形运动的一类多细胞无脊椎动物。蠕虫在自然中分布广泛,大多数营自生生活,少数寄生于人和动植物体表或体内,营寄生生活。凡是寄生在人体并致病的蠕虫称为医学蠕虫。

　　寄生于人体的蠕虫有 250 多种,其中较重要的约有 30 种,分别属于线形动物门、扁形动物门和棘头动物门。

　　1. 线形动物门　常见寄生虫有线虫纲的蛔虫、鞭虫、蛲虫、钩虫、丝虫、旋毛虫等。

　　2. 扁形动物门　常见寄生虫有吸虫纲的华支睾吸虫、布氏姜片吸虫、卫氏并殖吸虫和日本血吸虫等;绦虫纲的链状带绦虫、肥胖带吻绦虫、细粒棘球绦虫等。

　　3. 棘头动物门　棘头虫纲常见猪巨吻棘头虫等。

第一章 | 线虫纲

01 章 数字资源

第一节 概　述

线虫隶属于线形动物门,种类繁多,广泛分布在水和土壤中,大多营自生生活,仅少数营寄生生活。寄生于人体的线虫有 10 余种。

一、形　态

(一)成虫

线状或圆柱形,体表光滑不分节,两侧对称,两端常稍细。大小不一,大的可达 1m 以上,小的约 1mm。雌雄异体,雌虫较大,尾端尖直,雄虫较小,尾端多向腹面卷曲或膨大呈伞状。

线虫的消化系统较完整,由口孔、口腔、咽管、中肠、直肠和肛门组成。具有吸收和输送营养物质的功能。雄虫的直肠通入泄殖腔,雌虫的肛门通常位于虫体末端的腹面(图 1-1)。

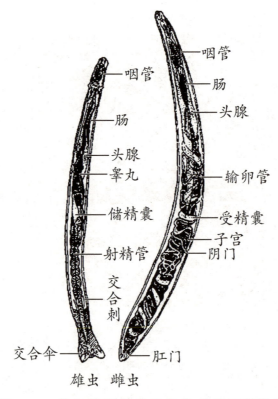

雄虫　雌虫

图 1-1　线虫的消化系统和生殖系统模式图

雌、雄虫生殖器官均由细长弯曲的小管组成。雄性生殖系统由睾丸、储精囊、输精管、射精管及交配附器组成,属单管型;雄虫尾端具有1个或1对角质交合刺。雌性生殖器官大多为双管型,包括卵巢、输卵管、子宫、排卵管、阴道和阴门等部分;两个排卵管汇合通入阴道,开口于虫体腹面的阴门(图1-1)。

(二)虫卵

卵圆形,无卵盖,卵壳多为淡黄色、棕黄色或无色。线虫卵有的含有一个卵细胞,如蛔虫卵;有的含有多个卵细胞,如钩虫卵;有的已发育成蝌蚪期胚胎,如蛲虫卵。

二、生活史

(一)线虫的发育阶段

线虫的基本发育分为虫卵、幼虫、成虫三个阶段。虫卵或幼虫是感染阶段。

(二)生活史类型

1. 土源性线虫　生活史简单,发育过程中不需要中间宿主,称为直接发育型。肠道线虫多属此型,如蛔虫、鞭虫。

2. 生物源性线虫　生活史较复杂,发育过程中需要中间宿主,称为间接发育型。组织内寄生线虫多属此型,如丝虫。

三、致　病

线虫对人体的危害程度与寄生虫的种类、数量、发育阶段、寄生部位、虫体的机械作用和化学作用,以及宿主的免疫状态等因素有关。

(一)幼虫致病

感染阶段为幼虫的寄生线虫,当幼虫侵入皮肤时,可引起皮炎;当幼虫在体内移行或寄生于组织时,可引起局部炎症反应或全身反应。

(二)成虫致病

多与寄生部位有关,可导致组织出现损伤、出血、炎症、细胞增生等病变,患者可表现出不同的临床症状。一般寄于组织内的线虫的致病力比寄生于肠道内的线虫强。

四、分　类

线虫纲寄生虫包括肠道内寄生的线虫,如蛔虫、钩虫、蛲虫和鞭虫;组织内寄生的线虫,如丝虫;肠道兼组织内寄生的线虫,如旋毛虫。

第二节　似蚓蛔线虫

案例导学

患者,男,51岁,因上腹部阵发性钻顶样剧痛4d入院。患者半年前有粪便排出蛔虫成虫病史。粪便检查发现蛔虫虫卵。腹部B超提示肝、胆、胰未见明显异常。胃镜检查:十二指肠降部乳头开口处可见3条蛔虫成虫嵌顿,虫体有蠕动。

请思考:

1. 该患者可能患什么病?

2. 诊断依据是什么?

3. 实验室诊断方法有哪些?

4. 应如何向群众开展卫生宣讲?

似蚓蛔线虫(*Ascaris lumbricoides*)简称蛔虫,是人体最常见的寄生虫之一,也是寄生人体肠道中最大的线虫。蛔虫成虫寄生于人体小肠,引起蛔虫病。

一、形　　态

(一)成虫

成虫呈长圆柱形,形似蚯蚓,头尾两端略细,活虫略带粉红色或微黄色,死后呈灰白色。雌虫长20～35cm,大的可达49cm,尾端尖直呈钝圆,生殖器官为双管型,阴门位于虫体腹面中部之前;雄虫长15～31cm,尾端向腹面弯曲,生殖器官为单管型,有一对象牙状的交合刺。体表可见有细横纹和明显的侧索。口孔位于虫体顶端,周围有三唇瓣,排列呈"品"字形(图1-2),口孔下连食管、肠管。

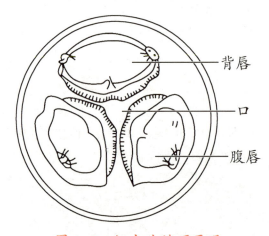

背唇

口

腹唇

图1-2　蛔虫头端顶面观

（二）虫卵

1. 受精蛔虫卵　呈宽椭圆形，大小为（45～75）μm×（35～50）μm，卵壳厚而透明，其表面有一层凹凸不平，由雌虫子宫分泌物形成的蛋白质膜，在肠道内被胆汁染成棕黄色。卵内有一个大而圆的卵细胞，与卵壳间形成新月形空隙。

2. 未受精蛔虫卵　呈长椭圆形，大小为（88～94）μm×（39～44）μm，卵壳与蛋白质膜均较受精蛔虫卵薄，卵内充满大小不等的折光性颗粒。若蛔虫卵的蛋白质膜脱落，称为脱蛋白质膜卵，卵壳呈无色透明。受精蛔虫卵和未受精蛔虫卵的鉴别点见表1-1。

表1-1　受精蛔虫卵和未受精蛔虫卵的鉴别点

鉴别点	受精蛔虫卵	未受精蛔虫卵
形态	宽椭圆形	长椭圆形
卵壳	厚	薄
蛋白质膜	厚	薄
卵内容物	一个大而圆的卵细胞，与卵壳间形成新月形空隙	充满大小不等的折光性颗粒

从人体粪便标本中能检出的蛔虫卵（图1-3）。

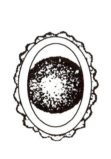 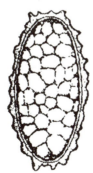 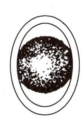 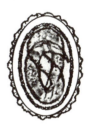

受精蛔虫卵　　　未受精蛔虫卵　　　脱蛋白质膜蛔虫卵　　感染期蛔虫卵

图1-3　蛔虫虫卵

二、生　活　史

成虫寄生在人体小肠，以肠内半消化物为食，雌雄虫交配后，雌虫产卵，虫卵随宿主粪便排出体外。蛔虫生活史不需要中间宿主，属直接发育型。

（一）在外界的发育

受精蛔虫卵在潮湿、荫蔽、氧气充足和温度适宜（21～30℃）的土壤中，约经2周，卵内的卵细胞发育为幼虫，称为含蚴卵。再经1周卵内幼虫第一次蜕皮发育为感染期虫卵。

（二）在人体内发育

感染期虫卵被人误食后在小肠内孵化，卵内幼虫释放孵化液消化卵壳后，破壳逸出。孵出的幼虫侵入小肠黏膜和黏膜下层的小静脉或淋巴管，经肝、右心到达肺部，穿破肺泡毛细血管进入肺泡腔。幼虫在肺泡约停留10d进行2次蜕皮，后沿支气管、气管逆行至咽部，随吞咽动作经食管、胃到达小肠。在小肠内的幼虫经第4次蜕皮，数周发育为成虫（图1-4）。幼虫移行过程中，可随血流到达其他器官，虽不能发育成为成虫，但可造成器官的损害。自人体感染到雌虫开始产卵需60～75d。成虫在人体内的存活时间约为1年。

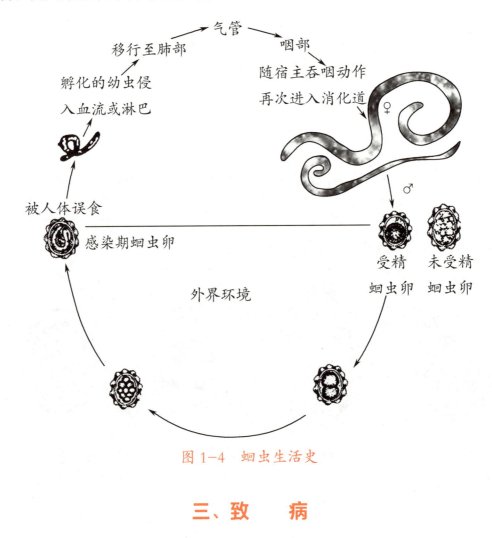

图1-4 蛔虫生活史

三、致 病

蛔虫致病主要由幼虫在体内移行和成虫对宿主的损害所致，但主要致病阶段是成虫。

（一）幼虫致病

幼虫在体内移行时可造成组织机械性损伤和超敏反应。在肺部停留发育时，使细支气管上皮细胞脱落、肺部出血，引起蛔蚴性肺炎。患者出现发热、咳嗽、哮喘和血中嗜酸性粒细胞增多等临床表现，多在1～2周自行消散。

（二）成虫致病

蛔虫寄生在空肠，以肠腔内半消化食物为食。成虫在肠道有时呈螺旋状运动或钻入在肠壁开口的管道内,如胆管、胰腺管等。

1. 掠夺营养 蛔虫在小肠内不但掠夺宿主营养,而且由于损害肠黏膜导致消化和吸收障碍。重度感染的儿童可表现营养不良,甚至发育障碍。患者以间歇性脐周腹痛最常见,伴有食欲下降、恶心、呕吐、腹泻或便秘等症状,这与肠道黏膜受损和肠壁炎症影响肠道蠕动有关。

2. 引起超敏反应 蛔虫患者也可出现荨麻疹、皮肤瘙痒、血管神经性水肿等超敏反应及烦躁不安、夜间磨牙等神经系统的症状。这可能是由于蛔虫变应原被人体吸收后,引起 IgE 介导的超敏反应所致。

3. 并发症 蛔虫有钻孔的习性,若宿主机体不适(发热、胃肠病变等)或大量食入辛辣食物以及服用驱虫药物剂量不当等因素刺激下,蛔虫可钻入开口于肠壁的各种管道,引起胆道蛔虫症、蛔虫性阑尾炎、胰腺蛔虫病等,甚至上窜至呼吸道,阻塞气管、支气管造成窒息而死亡。胆道蛔虫病是临床上最常见的并发症,严重者可引起肝脓肿、胆结石、胆囊破裂、胆汁性腹膜炎等。蛔虫性肠梗阻是因大量虫体扭结成团,堵塞肠管或者蛔虫寄生部位肠段的正常蠕动发生障碍所致,阻塞可发生在小肠各部位,尤以回肠多见,进一步可发展为绞窄性肠梗阻和肠坏死。蛔虫也可穿破肠壁而引起肠穿孔和急性腹膜炎,病死率可达 15%。

四、实验室诊断

自患者粪便中检查出虫卵或蛔虫即可确诊。

(一)虫卵检查
虫卵检查是诊断蛔虫感染最常用的方法。采用生理盐水直接涂片法检查,操作简单。由于蛔虫产卵量大,查一张涂片的检出率约为 80%,查 3 张涂片可达 95%。对直接涂片阴性者,可采用水洗沉淀法和饱和盐水浮聚法,受精蛔虫卵检出率高。加藤厚涂片法可进行虫卵计数,且操作简单。

(二)虫体鉴定
对粪便中查不到虫卵,而临床表现疑似蛔虫病者,可取粪便、呕吐物中检获或手术从肠道等部位取出的成虫;也可试验性驱虫治疗排出的成虫,根据虫体形态特征进行鉴别。疑为蛔蚴性肺炎的患者可检查痰中蛔蚴确诊。

五、流行与防治

(一)流行
蛔虫病呈世界性分布,尤其在温暖、潮湿和卫生条件差的地区,人群感染率较高,其中农村高于城市,儿童高于成人。粪便内含受精蛔虫卵的人是主要传染源。

影响蛔虫病流行的主要因素有：

1. 蛔虫产卵量大　每条雌虫日产卵约 24 万个。

2. 虫卵抵抗力强　虫卵对外界理化等因素的抵抗力强，在荫蔽的土壤或蔬菜可存活数年，10% 硫酸、甲醛（福尔马林）、食醋、酱油或腌菜泡菜的盐水等均不能将虫卵杀死；但虫卵对能溶解或透过卵壳蛔甙层的有机溶剂（如氯仿、乙醇）或气体（氰化氢、一氧化碳）则很敏感。

3. 生活史简单　蛔虫在外界环境中无需中间宿主而直接发育为感染期虫卵。

4. 粪便管理不当　使用未经无害化处理的人粪施肥或儿童随地解便造成虫卵污染土壤、蔬菜和环境。

5. 饮食习惯不良　吃未洗净的瓜果、蔬菜，喝生水，玩泥土，饭前便后不洗手等不良习惯均可造成感染。

6. 家禽、家畜及节肢动物可机械性携带虫卵，也对蛔虫卵的播散起一定作用。

 知识拓展

我国蛔虫平均感染率持续下降

人群对蛔虫普遍易感，多因食用被虫卵污染的生菜、泡菜和瓜果等而感染。2001～2004 年全国寄生虫病调查结果显示：全国 31 个省（自治区、直辖市）共检查 356 629 人，蛔虫平均感染率为 12.72%，较 1990 年下降 71.47%，推算目前我国蛔虫感染人数约为 8 593 万人，与 1990 年的 5.31 亿人相比下降 83.82%。

（二）防治

采取综合防治措施，包括查治患者及带虫者、管理粪便等。

1. 预防　对患者和带虫者进行驱虫治疗是控制传染源的重要措施；粪便无害化处理后才可做肥料；加强卫生宣教，注意饮食卫生（不生食未洗净的瓜果、蔬菜，不喝生水）、个人卫生（饭前便后洗手）和环境卫生（消灭蟑螂、苍蝇）等，可减少感染机会，防止误食蛔虫卵。

2. 治疗　目前常用的驱虫药为阿苯达唑、甲苯咪唑，而伊维菌素治疗蛔虫病治愈率100%。驱虫时间宜选在感染高峰之后的秋、冬季节，学龄儿童可采用集体服药。由于存在再感染的可能性，感染程度高的地区最好每隔 3～6 个月驱虫一次。对有并发症的患者，应及时送医院治疗。

第三节　毛首鞭形线虫

案例导学

　　患者,女,62岁,因右下腹部疼痛2d入院。患者自诉2d前无明显诱因出现右下腹疼痛,呈持续性绞痛,阵发性加剧,无放射痛,无发热、恶心呕吐、腹泻,既往无特殊病史。体格检查:T 36.2℃,神志清楚、血压、脉搏、心肺均正常。肠镜:回盲部见较多虫体,形似马鞭,长3~4cm。粪便检查发现大量纺锤形、两端各具一透明塞状突起的虫卵。

　　请思考:

　　1. 该患者可能患什么病?

　　2. 诊断依据是什么?

　　3. 实验室诊断方法有哪些?

　　4. 结合本案例思考应如何向群众开展卫生宣讲?

　　毛首鞭形线虫(*Trichuris trichiura*)简称鞭虫,是人体常见的肠道寄生虫之一。成虫寄生于人体盲肠,引起鞭虫病。

一、形　　态

（一）成虫

　　鞭虫虫体前 3/5 细长如毛发,后 2/5 粗短,形似马鞭。口腔极小,咽管细长。咽管外由呈串珠状排列的杆细胞组成的杆状体包绕,杆细胞的分泌物可消化宿主细胞且有抗原性。雌虫长 35~50mm,尾端钝圆;雄虫长 30~45mm,尾端向腹面呈环状卷曲,有交合刺1 根。雌雄生殖器官均为单管型。

（二）虫卵

　　鞭虫虫卵呈纺锤形或腰鼓状,黄褐色,大小为(50~54)μm×(22~23)μm,卵壳较厚,虫卵两端各有一透明塞状突起,卵内含一个卵细胞(图 1-5)。

二、生　活　史

　　鞭虫的生活史简单,人是唯一宿主。成虫主要寄生于人体盲肠,严重感染时可在结肠、直肠,甚至回肠下端寄生。鞭虫虫体细长的前端钻入肠壁黏膜,以血液和组织液为食。鞭

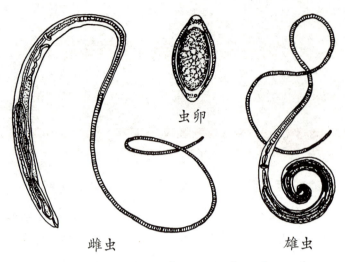

虫卵

雌虫   雄虫

图 1-5 鞭虫成虫和虫卵形态

虫雌雄虫交配后,雌虫产卵,虫卵随粪便排出体外,在温度、湿度适宜的泥土中,经 3~5 周发育为感染期虫卵。感染期鞭虫虫卵随被污染的食物、饮水等经口进入人体。在小肠内,卵内幼虫自卵壳一端的盖塞处逸出,从肠腺隐窝处侵入局部肠黏膜摄取营养,约经 10d 发育,幼虫重返肠腔,移行至盲肠发育为成虫。自误食感染期鞭虫虫卵至成虫发育成熟并产卵,需 1~3 个月。每条鞭虫雌虫日产卵 5 000~20 000 个。鞭虫成虫寿命 3~5 年。

三、致   病

成虫细长的前端能侵入宿主肠黏膜、黏膜下层甚至可达肌层,由于虫体的机械性损伤和分泌物的刺激作用,可致肠壁黏膜组织出现充血、水肿或出血等慢性炎症反应,甚至造成肠壁增厚、形成肉芽肿等病变。轻度感染者多无明显症状,重度感染者可出现头晕、下腹部阵发性腹痛、慢性腹泻、大便隐血或带鲜血、消瘦及贫血等。儿童重度感染,可导致直肠脱垂。少数患者可出现发热、荨麻疹、嗜酸性粒细胞增多、四肢浮肿等全身反应。

四、实验室诊断

粪便检出鞭虫虫卵即可确诊。最常采用粪便直接涂片法查虫卵,因鞭虫产卵量少且较小,容易漏检,需连续粪检 3 次,以提高检出率。沉淀集卵法、饱和盐水浮聚法及加藤厚涂片法等查虫卵,可提高检出率。

五、流行与防治

(一)流行

鞭虫病的分布和流行因素与蛔虫病基本相同,常与蛔虫合并感染,但虫卵对低温、干燥的抵抗力较蛔虫低,因此鞭虫感染率不如蛔虫高。人是唯一传染源,虫卵通过污染土壤和地面造成传播,人群对鞭虫普遍易感。

（二）防治

防治原则与蛔虫基本相同。对患者和带虫者应驱虫治疗,常见的药物有阿苯达唑和甲苯咪唑,但驱虫效果较蛔虫差,需要反复治疗才有好效果。噻嘧啶与甲苯咪唑合用效果更好。

第四节　蠕形住肠线虫

 案例导学

患儿,男性,6岁8个月,家住农村,据其父讲患儿半年来常用手指挠肛门,夜间睡眠常有夜惊和磨牙,大便时常有白线状小虫排出,会爬动。查体:患儿消瘦,痛苦病容,肛周皮肤有红肿和陈旧性抓痕。用透明胶纸法粘贴肛周数次后,镜检查见许多呈D形的虫卵,内含一条胚蚴。

请思考:

1. 该患儿可能患什么病?

2. 诊断依据是什么?

3. 实验室诊断方法是什么?

4. 结合本案例应如何向幼儿父母及教师开展卫生宣讲?

蠕形住肠线虫(*Enterobius vermicularis*)又称蛲虫,成虫寄生于人体回盲部,引起蛲虫病。

一、形　态

（一）成虫

蛲虫虫体细小,呈线头状,乳白色。虫体前端的角皮膨大形成头翼,咽管末端膨大呈球形,称咽管球。雄虫较小,大小为(2～5)mm×(0.1～0.2)mm,体后端向腹面卷曲,尾端有一根交合刺;雌虫较大,(8～13)mm×(0.3～0.5)mm,虫体中部膨大,内充满虫卵,略呈长纺锤形,尾端直而尖细,尖细部可达体长的1/3。

（二）虫卵

蛲虫的虫卵无色透明,卵壳较厚,大小为(50～60)μm×(20～30)μm。两侧不对称,一侧较平,一侧稍凸,呈 D 形,内含一个蝌蚪期胚蚴(图 1-6)。

二、生 活 史

蛲虫成虫寄生于人体的盲肠、结肠及回肠下段,以肠腔内容物、组织液或血液为食。重度感染时,也可达胃和食管等部位寄生。雌、雄虫交配后,雄虫大多很快死亡而被排出,成熟的雌虫在肠腔内向下段移行。在肠内蛲虫一般不排卵或仅排少量卵,当宿主熟睡时,肛门括约肌较松弛,部分雌虫可从肛门爬出,因受温度及湿度改变和空气的刺激,便开始大量排卵。雌虫排卵后大多枯干死亡,也有少数雌虫可返回肠道,或误入阴道、尿道等处,引起异位损害。

蛲虫虫卵黏附在肛门周围,约经 6h 卵内幼虫发育成熟,蜕皮 1 次后发育为感染期虫卵。雌虫的产卵活动引起肛周皮肤发痒,当患儿用手搔痒时,虫卵污染手指,再经口食入而造成自身感染。感染期虫卵也可散落在衣裤、被褥或玩具、食物上,经口或随空气吸入等方式使人受染。被吞食的虫卵在十二指肠内孵化,幼虫沿小肠下行,途中蜕皮两次,至结肠再蜕皮 1 次后发育为成虫(图 1-7)。自误食感染期虫卵至虫体发育成熟需 2～6 周。雌虫寿命 2～4 周,一般不超过 2 个月,最长可达 101d。

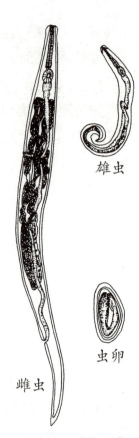

雄虫

虫卵

雌虫

图 1-6 蛲虫成
虫和虫卵形态

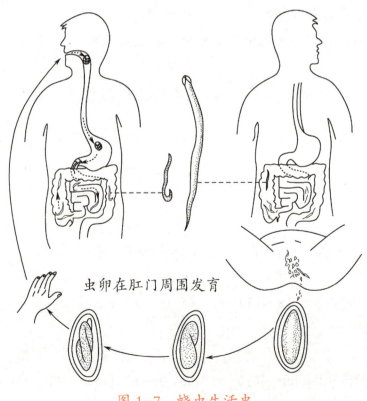

虫卵在肛门周围发育

图 1-7 蛲虫生活史

三、致　病

蛲虫成虫附着肠道可造成肠黏膜损伤,轻度感染无明显症状,重度感染可引起食欲减退,消化功能紊乱。雌虫爬至肛门周围产卵、活动,常引起肛门及会阴部皮肤瘙痒是蛲虫病的主要症状,抓破后引起继发感染。儿童患者常有烦躁不安、夜惊、失眠、夜间磨牙等神经精神症状,严重者可引起脱肛。婴幼儿患者表现为夜间反复哭闹、睡不安宁。长期反复感染,会影响儿童健康成长。

 知识拓展

蛲虫异位寄生

蛲虫雌虫误入肠道以外部位寄生,形成以虫体或虫卵为中心的肉芽肿病变,造成严重损害。蛲虫雌虫若误入阴道、子宫颈逆行入子宫和输卵管,可引起阴道炎、子宫颈炎、子宫内膜炎和输卵管脓肿,严重者还可并发输卵管穿孔。若误入阑尾,可引起蛲虫性阑尾炎。此外,还有随空气吸入感染期虫卵引起蛲虫性哮喘和肺部损伤等异位损害的报道。

四、实验室诊断

（一）虫卵检查

诊断蛲虫病常采用透明胶纸法或棉签拭子法。于清晨便前或洗澡前检查肛周收集虫卵。此法操作简便,检出率高。若首次检查阴性,需再连续检查 2～3d。

（二）成虫检查

蛲虫雌虫常于夜间爬出肛门产卵,患儿熟睡后由家长在肛门周围查找雌虫,也可在粪便内检获成虫,即可确诊。

五、流行与防治

（一）流行

蛲虫感染呈世界性分布,国内感染较普遍,感染率城市高于农村、儿童高于成人。学龄前儿童感染率较高。患者和带虫者是唯一的传染源。

蛲虫主要感染方式:

1. 直接感染　由于肛周皮肤瘙痒,儿童抓挠,虫卵污染手指经口感染,是引起自身体外重复感染的主要方式。

2. 间接接触感染　蛲虫卵抵抗力强,可污染玩具、地面、衣被等处存活时间长,手接触后经口感染。

3. 逆行感染　有时幼虫可在肛周孵化,经肛门进入肠道进一步发育。

4. 吸入感染　蛲虫卵可漂浮在尘埃中,经吸入导致感染。

 知识拓展

我国蛲虫病防治成效显著

蛲虫寿命短,对驱虫药敏感,蛲虫病容易治疗。蛲虫虫卵抵抗力强,传播方式多,发育速度快。因此,蛲虫病具有易治难防的特点。我国 2006 年至 2010 年对 22 个土源性线虫病国家级监测点 3～12 岁儿童 17 068 人用透明胶纸法检测蛲虫卵,平均感染率为 7.99%。我国蛲虫病防治取得显著成效。

（二）防治

普及预防蛲虫的知识,讲究公共卫生、个人卫生和家庭卫生,教育儿童养成不吸吮手指、勤剪指甲、饭前便后洗手的习惯。儿童尽早穿连裆裤,以防自身重复感染。湿扫地面、定期烫洗被褥和清洗玩具,用 0.05% 碘液浸泡玩具 1h 可杀死蛲虫卵。驱虫常采用阿苯达唑或甲苯咪唑,治愈率可达 95% 以上。婴幼儿可遵医嘱用量酌减。若将几种药物合用效果更好,并能减少副作用。肛周涂擦蛲虫膏、2% 白降汞软膏或龙胆紫,可以止痒杀虫。

第五节　十二指肠钩口线虫和美洲板口线虫

 案例导学

患者,男,60 岁,因消瘦、乏力半年,排黑便 2 周,伴上腹隐痛及体重减轻入院。实验室检查:红细胞 3.30×10^{12}/L,血红蛋白 85g/L,白细胞 9.50×10^9/L,粪便潜血(+++)。胃镜检查:十二指肠球部有散在出血点,可见数条线状小虫咬附肠黏膜。患者经常赤脚下地劳作,有用人粪施肥的习惯。

请思考:

1. 患者可能患何病?

2. 诊断依据是什么?

3. 采用何种实验诊断方法?

4. 如何做才能减少本病的发生?

寄生人体的钩虫主要为十二指肠钩口线虫（*Ancylostoma duodenale Dubini*）和美洲板口线虫（*Necator americaus Stile*），分别简称为十二指肠钩虫和美洲钩虫。成虫寄生于人体小肠，引起钩虫病。

一、形　态

（一）成虫

成虫细长略弯曲，长约 1cm，半透明，活时为肉红色，死后呈灰白色。虫体前端较细，有一发达的口囊，口囊腹侧缘有钩齿或板齿，是鉴别虫种的重要依据。头腺 1 对位于口囊两侧，能分泌抗凝素及多种酶类。雄虫较小，末端膨大，由角皮层向后延伸形成膜质交合伞，内有交合刺一对，交合伞内有肌性辐肋，辐肋分背辐肋、侧辐肋和腹辐肋，其形状是鉴别虫种的重要依据。雌虫较大，末端呈圆锥形。两种钩虫的形态鉴别要点见表 1-2。

表 1-2　寄生人体两种钩虫成虫的鉴别

鉴别要点	十二指肠钩虫	美洲钩虫
大小 /mm	雌虫（10～13）× 0.6	雌虫（9～11）× 0.4
	雄虫（8～11）×（0.4～0.5）	雄虫（7～9）× 0.3
体形	呈 C 形	呈 S 形
口囊	两对钩齿	一对板齿
交合伞	略呈圆形	略呈扁圆形
背辐肋	远端分 2 支，每支再分 3 支	基部分 2 支，每支再分 2 小支
交合刺	两刺呈长鬃状，末端分开	合并成一刺，末端呈钩状常包裹于另一刺凹槽内
尾刺	有	无

（二）虫卵

虫卵椭圆形，大小为（56～76）μm×（36～40）μm，无色透明，卵壳薄，两端钝圆，卵内多含 2～4 个卵细胞，卵壳与卵细胞间有明显的空隙。便秘患者或粪便放置过久时，卵内细胞可分裂成桑葚状。两种钩虫卵极为相似，不易区别。

（三）幼虫

幼虫分为杆状蚴和丝状蚴。杆状蚴是自虫卵孵出的幼虫，虫体体壁透明，前端钝圆，后端尖细，口腔细长，有口孔。丝状蚴是由杆状蚴发育而成，长 0.5～0.7mm，口腔封闭，在与咽管连接处有 2 个角质矛状结构，称为口矛或咽管矛，其形状有助于虫种的鉴别（表 1-3）。

表 1-3　寄生人体两种钩虫丝状蚴的鉴别

鉴别要点	十二指肠钩虫	美洲钩虫
外形	圆柱形,虫体细长,头端略扁平,尾端较钝	长纺锤形,虫体较短粗,头端略圆,尾端较尖
鞘横纹	不显著	显著
口矛	透明丝状,背矛较粗,两矛间距宽	黑色杆状,前端稍分叉,两矛粗细相等,两矛间距窄
肠管	管腔较窄,为体宽的 1/2,肠细胞颗粒丰富	管腔较宽,为体宽的 3/5,肠细胞颗粒少

二、生 活 史

两种钩虫的生活史基本相似。成虫寄生于人体小肠上段,借钩齿或板齿咬附在肠黏膜上,以血液、组织液、肠黏膜为食。雌雄成虫交配产卵,虫卵随粪便排出体外。

(一)在外界的发育

虫卵在温暖(25～30℃)、潮湿、荫蔽、氧气充足的疏松土壤中,卵细胞不断分裂,经7～8d 发育为具有感染能力的丝状蚴,即感染期幼虫。丝状蚴常呈聚集性活动,多生活于1～2cm 深的表层土壤及草叶、小植物茎表面。

(二)在人体内的发育

丝状蚴具有向上性、向温性和向湿性的特点,当与人体皮肤接触后,受皮肤温度刺激,幼虫活动能力增强,依靠其机械穿刺运动及酶的作用,经毛囊、汗腺、破损皮肤及较薄的趾、指间皮肤钻入人体,进入小静脉或淋巴管,随血流经右心至肺,穿过肺毛细血管进入肺泡,借助呼吸道上皮细胞纤毛的运动向上移行至咽,随吞咽活动经食管、胃到达小肠发育为成虫(图 1-8)。部分幼虫可随痰排出。自丝状蚴钻入人体到成虫交配产卵需 4～7 周。十二指肠钩虫成虫可存活 7 年左右,美洲钩虫成虫可成活 5 年以上。

钩虫主要经皮肤感染,也可经口感染,还可经胎盘进入胎儿体内。

三、致 病

两种钩虫的致病作用相似,丝状蚴和成虫均可致病。

(一)幼虫致病

1. 钩蚴性皮炎　俗称"粪毒"或"地痒疹"。人赤手裸足下地,接触土壤,感染期幼虫侵入皮肤,数分钟至 1h 后,侵入皮肤处可出现充血斑点或丘疹,有烧灼感染,奇痒难忍,搔破后常继发细菌感染形成脓疮。

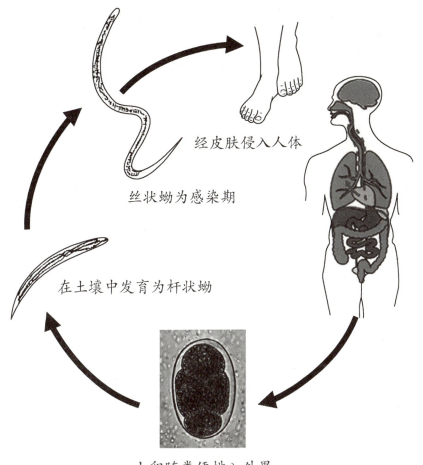

经皮肤侵入人体

丝状蚴为感染期

在土壤中发育为杆状蚴

虫卵随粪便排入外界

图 1-8 钩虫生活史

2. 呼吸道症状 幼虫移行至肺,穿破微血管造成出血及炎症细胞浸润,患者可出现阵发性咳嗽、血痰及哮喘,伴有发热、畏寒等症状,也称钩蚴性肺炎。

（二）成虫致病

1. 贫血 是钩虫病的主要症状。由于成虫的吸血活动,使患者长期处于慢性失血状态,铁和蛋白质不断耗损而导致小细胞低色素性贫血。患者出现皮肤黏膜苍白、乏力、眩晕、心悸等,重者导致全身水肿甚至丧失劳动能力等。儿童严重感染可致发育障碍;妇女则可引起停经、流产等。

贫血的原因有:①钩虫咬附肠壁,以血液为食;②头腺分泌抗凝素,阻止血液凝固,利于吸血、伤口渗血;③虫体频繁更换咬附部位,致使伤口增多;④虫体活动造成组织、血管损伤,引起出血。一条美洲钩虫所致的每日失血量为 0.02~0.10ml。十二指肠钩虫所致失血量为美洲钩虫的 6~7 倍。

2. 消化道症状 钩虫以钩齿或板齿咬附在肠黏膜上,造成散在性出血点及小溃疡,患者可出现上腹部不适、恶心、呕吐、腹泻等症状。重度感染者可见柏油样黑便、血便、血水便;钩虫病所致消化道出血,常被误诊为消化道溃疡、食管胃底静脉曲张破裂、痢疾、胃癌等。

3. 婴儿钩虫病　主要是十二指肠钩虫引起。多见于母亲在妊娠时感染钩虫,幼虫经胎盘感染胎儿或经乳汁感染婴儿。

4. 异嗜症　少数患者表现喜食生米、碎纸、煤渣、泥土等异常嗜好,称为"异嗜症"。异嗜症发生原因不明,患者服用铁剂后症状多消失。

四、实验室诊断

（一）病原学诊断

粪便检出钩虫卵或孵化出钩蚴为确诊依据,常用方法有直接涂片法、饱和盐水浮聚法、钩蚴培养法等。直接涂片法简便易行,但易漏诊;饱和盐水浮聚法检出率高,是诊断钩虫感染最常用的方法;钩蚴培养法可鉴别虫种,多用于流行病学调查。

（二）免疫学诊断

酶联免疫吸附试验(ELISA,敏感性和特异性均高)、皮内试验(ID,敏感性高、特异性低)、间接荧光抗体试验(IFA)。

此外,有咳嗽、哮喘等症状的患者,取痰液检查,检出钩蚴也可确诊。

五、流行与防治

（一）流行

本病呈世界性分布,主要流行于热带和亚热带。我国主要分布在黄河以南地区。钩虫病的流行与自然环境、种植作物、生产方式及生活条件等因素密切相关。

（二）防治

钩虫病预防的关键是综合性防治,治疗患者,控制传染源,加强粪便管理及无害化处理,加强个人劳动防护,防止感染。钩虫病常用药物有阿苯达唑和甲苯达唑。

第六节　班氏吴策线虫和马来布鲁线虫

 案例导学

患者,男,50岁,近半年经常排暗红色尿,尿液可见大小不等的紫红色血块,每次排出1～2块,多者5～6块。入院检查:慢性病容,面色萎黄。红细胞 4.20×10^{12}/L,Hb 100g/L;尿呈暗红色,混有紫红色血块,尿蛋白(++++),镜检红细胞(+++),白细胞(++);乳糜乙醚试验阳性;抗酸杆菌阴性;厚血膜涂片见活动的微丝蚴。

请思考:

1. 患者可能患何病? 诊断依据是什么?

2. 此病主要通过何种途径感染人体的?

3. 结合生物安全管理,进行血膜涂片检查时应注意什么?

丝虫(*filaria*)是由节肢动物传播的一类寄生性线虫,因虫体细长形如丝线而得名。寄生于人体的丝虫有八种,我国感染人体的仅有班氏吴策线虫(*Wuchereria bancrofti*,简称班氏丝虫)、马来布鲁线虫(*Brugia malayi*,简称马来丝虫)两种,均寄生于人体淋巴系统,引起丝虫病。

一、形　态

(一)成虫

两种丝虫成虫的形态相似,虫体细丝线状,乳白色,体表光滑。雄虫尾端向腹部卷曲可达2～3圈。雌虫略大于雄虫,尾部钝圆略向腹部卷曲,阴门靠近头端。成虫寄生在淋巴系统,一般不易检获。

(二)幼虫

1. 微丝蚴　丝虫属于卵胎生,雌虫直接产出微丝蚴。两种微丝蚴的共同特点是:虫体细长,头端钝圆,尾端尖细,外被鞘膜;经吉姆萨或瑞特染色后,显微镜下虫体内可见有圆形或椭圆形的体核,头端无核区为头间隙。班氏微丝蚴和马来微丝蚴的形态鉴别见表1-4。

表1-4　班氏微丝蚴和马来微丝蚴形态鉴别

鉴别要点	班氏微丝蚴	马来微丝蚴
大小/μm	(244～296)×(5.3～7.0)	(177～230)×(5.0～6.0)
体态	柔和,弯曲较大	僵直,大弯中有小弯
头间隙(长:宽)	较短(1:1)	较长(2:1)
体核	椭圆形,分布均匀,清晰可数	椭圆形,大小不等,分布不均,常相互重叠
尾核	无	有2个

2. 丝状蚴　感染期幼虫,虫体细长,呈线形,具完整消化道,尾端有乳突,其形状因虫种而异。

二、生 活 史

两种丝虫的生活史基本相似(图1-9)。

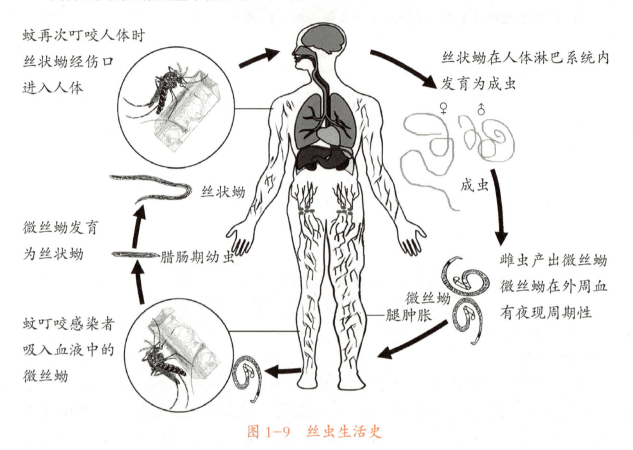

蚊再次叮咬人体时丝状蚴经伤口进入人体

丝状蚴在人体淋巴系统内发育为成虫

丝状蚴

微丝蚴发育为丝状蚴

腊肠期幼虫

蚊叮咬感染者吸入血液中的微丝蚴

成虫

雌虫产出微丝蚴微丝蚴在外周血有夜现周期性

微丝蚴

腿肿胀

图1-9 丝虫生活史

1. 在蚊体内的发育　蚊为丝虫的中间宿主。当蚊叮吸含有微丝蚴的感染者时,微丝蚴随血液进入蚊胃,经1~7h,脱鞘穿过胃壁经血腔侵入胸肌,形成腊肠期幼虫,经2次蜕皮发育为活跃的丝状蚴,即感染期幼虫,丝状蚴离开胸肌经血腔到达蚊下唇。当蚊再次吸血时,丝状蚴从蚊下唇逸出,经吸血伤口或正常皮肤侵入人体。班氏微丝蚴在蚊体内发育至丝状蚴需10~14d,马来微丝蚴约需6d。

2. 在人体内的发育　人为丝虫的终宿主。丝状蚴进入人体后的移行途径至今尚不清楚,一般认为,丝状蚴迅速侵入淋巴管内,并移行至大淋巴管及淋巴结,发育为成虫。雌、雄虫体相互缠绕交配后雌虫产出微丝蚴,微丝蚴大多随淋巴液经胸导管进入血液循环。体内的微丝蚴白天滞留在肺毛细血管中,夜晚出现在外周血液,在外周血中夜多昼少的现象称为夜现周期性。两种微丝蚴在外周血中出现数量最多的时间略有不同,班氏丝虫为晚上10时至次晨2时,马来丝虫为晚上8时至次晨4时。成虫的寿命一般为4~10年。微丝蚴的寿命一般为1~3个月,最长可存活2年以上。

班氏丝虫除寄生浅表部淋巴系统外,更多寄生于深部淋巴系统,主要见于下肢、阴囊、精索、肾盂等。马来丝虫多寄生于上、下肢浅部淋巴系统。人是班氏丝虫唯一的终宿主。马来丝虫还在多种脊椎动物体内发育成熟,如长尾猴和叶猴及家猫、野猫等。

三、致　病

丝虫病的发生与发展取决于机体对丝虫抗原性刺激的反应、重复感染情况、感染程度、丝虫侵犯的部位及继发感染等。丝虫病的潜伏期多为 4～5 个月,也有 1 年甚至更长。丝虫病病程可长达数年至数十年。

(一)微丝蚴血症

潜伏期后血中出现微丝蚴,达到一定密度后趋于相对稳定状态,成为带虫者。患者一般无症状或仅有发热和淋巴管炎表现,如不治疗,此微丝蚴血症可持续 10 年以上。

(二)急性淋巴丝虫病

虫体的代谢产物、分泌物、成虫崩解产物等均可刺激机体产生局部和全身反应。感染早期淋巴管出现内膜肿胀、内皮细胞增生,管壁及周围组织发生炎症细胞浸润,继而淋巴管壁增厚、瓣膜受损,管腔阻塞。在浸润炎症细胞可见大量嗜酸性粒细胞,提示急性炎症与超敏反应有关。临床表现为急性淋巴管炎、淋巴结炎及丹毒样皮炎等症状,以下肢淋巴管较多见。班氏丝虫可引起精索炎、睾丸炎和附睾炎。此外,患者常伴畏寒、发热、关节酸痛等丝虫热表现。

(三)慢性淋巴丝虫病

急性炎症的反复发作,部分患者急性病变局部出现增生性肉芽肿,导致局部淋巴管阻塞以至完全阻塞。受阻部位的远端管内压力增高而发生淋巴管曲张或破裂,淋巴液流入周围组织。临床表现因阻塞部位不同而异。

1. 象皮肿　由于淋巴管破裂含蛋白量较高的淋巴液积聚在皮下组织,刺激皮下组织增生、增厚、变粗变硬而形成象皮肿。象皮肿的产生使局部血液循环障碍、皮肤的汗腺及毛囊功能受损,抵抗力降低,易并发细菌感染,出现急性炎症或慢性溃疡,这些病变又可加重象皮肿的发展。象皮肿是慢性丝虫病常见病变,多发于下肢和阴囊,也可发生在上肢、阴唇和乳房等部位。

2. 鞘膜积液　多由班氏丝虫所致。阻塞发生在精索、睾丸淋巴结,淋巴液流入鞘膜腔内,引起睾丸鞘膜积液。

3. 乳糜尿　由班氏丝虫所致。腹主动脉前淋巴结或肠干淋巴阻塞后,从小肠吸收的乳糜液经腰干淋巴管反流至肾淋巴管,淋巴管曲张破裂,乳糜液随尿液排出,尿呈乳白色如淘米水样,即为乳糜尿,含大量的蛋白质及脂肪,在体外放置后易凝结。

(四)隐性丝虫病

又称热带肺嗜酸性粒细胞增多症。患者表现为夜间阵发性咳嗽、哮喘、持续性嗜酸性粒细胞增多和 IgE 水平升高。外周血中查不到微丝蚴,可在肺和淋巴结的活检物中查到。

我国率先基本消灭丝虫病

我国班氏丝虫和马来丝虫引起的淋巴丝虫病,在隋唐古医书中已有莲病(象皮肿)、洽病(淋巴管炎)及热淋(乳糜尿)的记载。在20世纪50年代,我国受丝虫病威胁的人口达3.3亿,丝虫病患者3 099.4万人。在党的领导下经半个多世纪艰苦的防治,我国丝虫病防治取得显著成效。2007年,经世界卫生组织审核认可,中国在全球83个丝虫病流行国家和地区中率先基本消灭了丝虫病。

四、实验室诊断

(一)病原学诊断

检出微丝蚴和成虫是诊断本病的依据。

1. 血液微丝蚴检查　是病原学检查的主要方法,采血时间应在晚上10时至次晨2时。常用方法:厚血膜法、新鲜血滴法、离心沉淀浓集法和乙胺嗪(又名海群生)白天诱出法等,其中厚血膜法最为常用,离心沉淀浓集法适用于门诊;乙胺嗪白天诱出法适用于夜间不便采血人群,即白天口服乙胺嗪2～6mg/kg体重,30～60min后采血检查,但易漏诊。

2. 体液和尿液微丝蚴检查　微丝蚴可见于体液和尿液,可对患者的鞘膜积液、淋巴液、乳糜尿等做离心沉淀涂片染色镜检。

3. 组织活检　对有可疑结节的患者,可采用组织切除物查找成虫或微丝蚴。

(二)免疫学诊断

常用免疫荧光试验(IFA)、酶联免疫吸附试验(ELISA)和免疫金银染色法(IGSS)。WHO推荐应用免疫层析技术(IGT)试纸条快速诊断淋巴丝虫病,15min观察结果,操作简捷快速。PCR-ELISA技术对诊断丝虫病具有特异性、敏感性的优点。

五、流行与防治

(一)流行

1. 流行分布　丝虫病流行于热带及亚热带,我国中南部曾有16个省(自治区、直辖市)有丝虫病流行。经科学防治,我国已达到基本消灭丝虫病标准,现重心转为疫情监测。

2. 流行因素

(1)传染源:血中带有微丝蚴的患者和无症状带虫者。

(2)传播媒介:蚊是丝虫病的传播媒介。我国传播班氏丝虫的主要媒介为淡色库蚊和致倦库蚊,次要媒介为中华按蚊。马来丝虫的主要媒介为中华按蚊和嗜人按蚊。

（3）易感人群：人群普遍易感。

影响丝虫病的流行因素，主要是温度、湿度、雨量、地理环境和社会因素等。丝虫病感染的季节多在 5 月至 10 月。

（二）防治

1. 防蚊灭蚊　消灭蚊媒是彻底消灭丝虫病的重要措施。

2. 加强管理　强化管理，加强传染源监测，蚊媒监测，监测流动人口疫情，防止丝虫病再度传播。

3. 普查普治　及早发现患者和带虫者，及时治愈，保证人民健康和减少传染源。治疗药物主要有乙胺嗪。WHO 推荐在丝虫病流行区应用阿苯达唑和伊维菌素进行群体治疗。

第七节　旋毛形线虫

 案例导学

患者，男，30 岁，因发热、面部水肿伴全身酸痛、乏力入院。自述：10 日前感觉胃肠不适，伴颜面浮肿、肌肉酸痛。既往健康，发病前与朋友前往西南旅游，曾多次食用生皮（一种带生猪肉的食物），同行朋友也出现类似症状。体格检查：T 38℃，P 90 次 /min，神志清，心、肺、腹检查无明显异常。双眼睑及颜面浮肿、充血，全身肌肉触痛、压痛明显。实验室检查：白细胞 14.0×10^9/L，嗜酸性粒细胞 4.6×10^9/L。

请思考：

1. 患者可能患何病？

2. 诊断依据是什么？

3. 此病是如何感染人体的？

4. 结合文明餐桌行动如何开展卫生宣教？

旋毛形线虫（*Trichinella spiralis*）简称旋毛虫，成虫寄生于人和多种哺乳动物小肠，幼虫寄生在同一宿主的骨骼肌，引起旋毛虫病。旋毛虫病是一种重要的食源性寄生虫病。

一、形　　态

（一）成虫

旋毛虫成虫呈细小线状，乳白色。雄虫大小（1.4～1.6）mm×（0.04～0.05）mm，尾端有一对叶状交配附器。雌、雄虫生殖器官均为单管型。雌虫大小（3.0～4.0）mm× 0.06mm，尾端钝圆，子宫较长，中段充满虫卵，后段和近阴门处则充满幼虫，幼虫自阴门产出。

（二）幼虫

宿主骨骼肌内发育成熟的幼虫，长约1mm，卷曲于梭形的囊包中，称为幼虫囊包（或囊包蚴）。囊包大小（0.25～0.50）mm×（0.21～0.42）mm，1个囊包内一般含一两条幼虫，多者达六七条。

二、生活史

成虫主要寄生在宿主的十二指肠和空肠上段，幼虫寄生于同一宿主的骨骼肌细胞内。旋毛虫完成生活史不需要在外界发育，但必须转换宿主才能继续下一代的生长发育。被旋毛虫寄生的宿主既是终宿主，也是中间宿主。

当宿主食入含活幼虫囊包的肉类后，在消化酶作用下，幼虫自囊包逸出钻入十二指肠及空肠上段的肠黏膜中，48h内发育为成虫。雌雄虫交配后，雄虫多死亡，雌虫于感染后5～7d产出幼虫。新生幼虫侵入局部淋巴结或小静脉，随淋巴和血液循环到达各组织、器官，只有侵入骨骼肌内的幼虫才能继续发育。感染后1个月，在骨骼肌内形成幼虫囊包，含活幼虫的囊包是旋毛虫的感染阶段。如无机会进入新宿主，囊包多在半年后钙化（图1-10）。

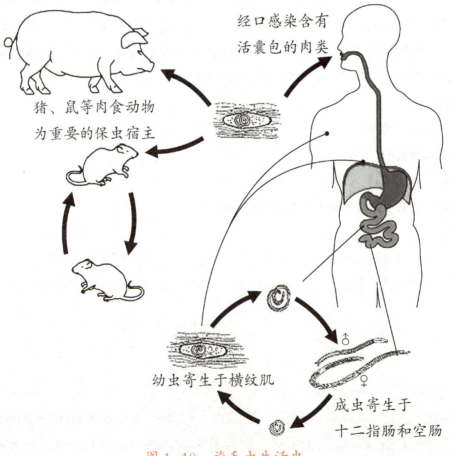

经口感染含有活囊包的肉类

猪、鼠等肉食动物为重要的保虫宿主

幼虫寄生于横纹肌

成虫寄生于十二指肠和空肠

图1-10　旋毛虫生活史

三、致　病

旋毛虫的主要致病阶段是幼虫,轻者可无症状,重者如未及时诊治,可在发病后数周内死亡。旋毛虫致病过程可分为侵入期、幼虫移行期和囊包形成期3个时期。

1. 侵入期　又称肠道期,约感染后1周,幼虫在小肠内脱囊并钻入肠黏膜发育为成虫,导致肠黏膜炎症反应。患者出现恶心、呕吐、腹痛等急性胃肠道症状,伴有厌食、乏力、低热等全身反应。

2. 幼虫移行期　又称肌肉期,2~3周,新生幼虫随淋巴、血液循环到达各组织器官及侵入骨骼肌内发育,导致血管炎和肌炎的过程。患者表现为全身肌肉酸痛,尤以腓肠肌、肱二头肌、肱三头肌疼痛明显,压痛、全身性血管炎、发热、水肿、嗜酸性粒细胞增多等。重症患者可因心肌炎、脑炎或肺炎等而死亡。

3. 囊包形成期　又称恢复期,4~16周,为受损肌细胞修复过程。幼虫周围逐渐形成囊壁,梭形囊包形成,急性炎症消退,患者症状减轻或消失,但肌痛症状仍可持续数月。

 知识拓展

食源性寄生虫病

随着人们生活水平的提高,生食或半生食肉类、鱼虾类、螺类等食物,造成寄生虫进入人体的机会增加。因食入某些食物而感染的寄生虫病称为食源性寄生虫病。常见的食源性寄生虫病有绦虫病、旋毛虫病、弓形虫病、肝吸虫病、肺吸虫病、裂头蚴病、广州管圆线虫病、姜片虫病。

四、实验室诊断

旋毛虫病的临床表现复杂,应注重流行病学调查和病史询问。对有发热、水肿和肌痛症状,且有生食或半生食动物肉类史、在本病暴发时同批患者常能追溯到聚餐史。

(一)病原诊断

在活检的肌肉中查见到旋毛虫幼虫囊包即可确诊。对患者吃剩的肉类镜检或动物接种,也有助于确诊。

(二)免疫诊断

早期和轻度感染者可检测患者血清中的特异性抗体或循环抗原。常用方法有ELISA、IFA、免疫胶体金技术,对旋毛虫病诊断的阳性检出率可达90%以上。

五、流行与防治

（一）流行

1. **流行分布** 旋毛虫病呈世界分布,流行具有地方性、群体性和食源性的特点。我国人体旋毛虫病主要有三个流行区域:①云南、西藏、广西、四川;②湖北、河南;③辽宁、吉林和黑龙江。

2. **流行因素** 本病是一种动物源性寄生虫病,猪、狗、鼠等150多种哺乳动物自然感染旋毛虫。人感染旋毛虫主要是生食或半生食含幼虫囊包的猪肉及肉制品引起。幼虫囊包的抵抗力强,耐低温,一般的熏烤、腌制和曝晒均不能杀死幼虫。

（二）防治

预防措施是开展健康教育,改变不良饮食习惯;加强食品卫生监督管理,严格执行肉类检疫制度,未经检疫的畜肉严禁上市;消灭鼠类,查治牲畜,改善家畜饲养方法。治疗旋毛虫病首选药物为阿苯达唑。

第八节　其他线虫

一、广州管圆线虫

 案例导学

患者,女,44岁,因头痛、发热,伴左侧肢体麻木入院。入院检查:T 38.5℃,白细胞 9.0×10^9/L,嗜酸性粒细胞 5.0×10^9/L,左躯干痛觉减退,四肢腱反射减弱,左侧巴宾斯基征阳性,颈项强直。MRI示左侧脑干、左侧内囊后肢多发点片状长 T2 异常信号。患者自诉 2 周前曾食用凉拌螺肉。

请思考:

1. 患者可能患何病?

2. 诊断依据是什么?

3. 本病的感染与食用生福寿螺是否有关?结合食品安全与文明餐桌行动,预防本病我们应该加强哪些管理?

广州管圆线虫(*Angiostrongylus cantonensis*)寄生于鼠类肺部血管,幼虫偶可寄生人体,引起嗜酸性粒细胞增多性脑膜脑炎或脑膜炎,是一种人兽共患寄生虫病。

（一）形态

1. 成虫　线状,细长,体表具微细环状横纹。头端钝圆,头顶中央有一小圆口,缺口囊。雄虫大小$(11\sim26)$mm×$(0.21\sim0.53)$mm,尾端交合伞对称,呈肾形。雌虫大小$(17\sim45)$mm×$(0.3\sim0.7)$mm,尾端呈斜锥形,白色的双管型子宫与充满血液的肠管缠绕成红白相间的螺旋纹,阴门开口于肛孔之前。

2. 幼虫　第3期幼虫为感染期幼虫。细杆状,虫体无色透明,体表具有两层外鞘,头端稍圆,尾部末端骤变尖细,大小为$(0.462\sim0.525)$mm×$(0.022\sim0.027)$mm。

（二）生活史

广州管圆线虫生活史包括成虫、虫卵、幼虫3个发育阶段,成虫寄生于鼠肺动脉。终宿主是鼠类,中间宿主是螺类、蛞蝓等软体动物;转续宿主有蛙、蟾蜍、蜗牛等。人是广州管圆线虫的非正常宿主,因生食或半生食含感染期幼虫的中间宿主、转续宿主而感染,食入被幼虫污染的蔬菜、瓜果或饮用含幼虫的生水也可感染。幼虫侵入人体后,很少发育为成虫,主要寄生于中枢神经系统,常见于大脑髓质、脑桥和软脑膜。

（三）致病

广州管圆线虫幼虫在体内移行,可引起机械性损伤及炎症反应。最严重的是侵犯中枢神经系统,引起嗜酸性粒细胞增多性脑膜炎或脑膜脑炎,其特征是嗜酸性粒细胞显著增多。临床表现为急性剧烈头痛、颈项强直、恶心、呕吐、发热等。个别幼虫还可侵犯眼部、鼻部和肺脏。

 知识拓展

广州管圆线虫的发现

1935年,我国学者陈心陶首先在广州的家鼠肺动脉中发现该虫,命名为广州肺线虫。1944年Nomura和Lin在中国台湾地区发现首例患者,1946年由Dougherty订正为广州管圆线虫。

（四）实验室诊断

本病主要依据流行病学史,临床表现、实验室检查及影像学检查进行综合诊断。

1. 实验室检查　血液检查可见白细胞总数升高,嗜酸性粒细胞轻至中度增高。脑脊液检查可见嗜酸性粒细胞升高$(\geqslant10\%)$,蛋白、氯化物、糖可轻度增高。

2. 免疫学检查　用ELISA、IFA或金标法检测血液及脑脊液中抗体或循环抗原阳性。目前,用ELISA检测患者血清中特异性抗体是诊断本病最常用方法。

3. 病原学检查　从脑脊液、眼等部位检获幼虫或成虫即可确诊。

本病需与病毒性脑膜脑炎、流行性乙型脑炎、流行性脑脊髓膜炎、结核性脑膜炎及其他寄生虫病鉴别。可检查脑脊液嗜酸性粒细胞予以排除。

（五）流行与防治

1. 流行　广州管圆线虫病分布于热带和亚热带地区。我国病例主要来自台湾、香港、广东、浙江、福建、海南、湖南等地。2006年在我国某城市出现因居民生食福寿螺肉，发生了暴发事件，确诊病例达160例。该病已成为威胁我国人民健康的重要食源性寄生虫病之一。

2. 防治　大力开展卫生宣教工作，增强群众的自我保护意识；不吃生或半生的中间宿主及转续宿主的肉食；加强淡水螺食物监管，加工淡水螺时避免感染；加强环境卫生和灭鼠工作，以控制传染源。阿苯达唑、伊维菌素对本病有较好疗效。

二、粪类圆线虫

 案例导学

患者，男，71岁，因反复腹泻3个月入院。体格检查：消瘦，中重度脱水，水样大便可闻及明显异味，伴有咳嗽、咳痰。心律无异常，肺部可闻及哮鸣音，腹部平软、脐周有压痛，无反跳痛，血液检查嗜酸性粒细胞明显增高。粪便检查发现活动的线形虫体，低倍镜下多个视野可见呈蛇形运动活跃的虫体；高倍镜下可见双球型咽管；测量6条虫体长度均在0.35～0.40mm。

请思考：

1. 患者可能患何病？

2. 送检的粪便标本是否具有传染性？

3. 检验技师应如何防止自身感染？

粪类圆线虫（*Strongyloides stercoralis*）是一种兼性寄生虫，成虫寄生于人体小肠，幼虫可侵入肺、脑、肝、肾等组织器官，引起粪类圆线虫病。粪类圆线虫也可寄生于狗、猫等动物小肠。

（一）形态

1. 自生世代　粪类圆线虫生活于土壤中。雌虫雄虫均较短小。

2. 寄生世代　有成虫、虫卵、杆状蚴和丝状蚴4个阶段。

（1）成虫：雌虫大小2.2mm×（0.04～0.06）mm，虫体半透明，体表具细横纹，尾部尖细，末端略呈锥形，口腔短，咽管细长，生殖器官为双管型，子宫前后排列，各有8～12个单行排列的虫卵。雄虫短小，罕见。

（2）虫卵：椭圆形，壳薄而透明，大小为（50～70）μm×（30～40）μm，与钩虫卵相似，部分卵已含有胚蚴。

（3）杆状蚴：头端钝圆，尾部尖细，体长 0.2～0.5mm，具双球型咽管（图 1-11）。

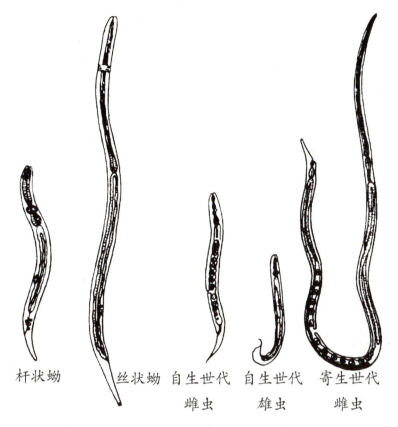

杆状蚴　　　丝状蚴　　自生世代　自生世代　寄生世代
　　　　　　　　　　　　雌虫　　　雄虫　　　雌虫

粪类圆线虫幼虫　　　　　　粪类圆线虫成虫

图 1-11　粪类圆线虫幼虫

（4）丝状蚴：感染期幼虫，虫体细长，体长 0.6～0.7mm，咽管约为体长的 1/2，尾端尖而分叉，生殖原基位于虫体后部。粪类圆线虫的丝状蚴与钩虫、东方毛圆线虫的幼虫极为相似，应注意鉴别（表 1-5）。

表 1-5　三种线虫虫卵与丝状蚴比较

鉴别要点	钩虫	粪类圆线虫	东方毛圆线虫
虫卵大小 /μm	（56～76）×（36～40）	（50～70）×（30～40）	（80～100）×（40～47）
虫卵形状特点	椭圆形，无色透明，卵壳较薄，两端钝圆	椭圆形，壳薄而透明	长圆形，一端较尖
卵内含物	多含卵细胞 2～4 个，卵壳与卵细胞间有明显的空隙	部分卵内含胚蚴	卵细胞 10～20 个
丝状蚴特点	咽管细长，占体长的 1/5，尾端尖细	咽管约为体长的 1/2，尾端尖细，末端分叉	尾端膨大呈小球

（二）生活史

粪类圆线虫生活史复杂，包括在土壤中完成的自生世代和在宿主体内完成的寄生世代。

1. 自生世代　成虫在温暖、潮湿的土壤中产卵，孵出杆状蚴，经4次蜕皮发育为自生世代的成虫。在外界条件适宜时，自生世代可多次进行，此过程称为间接发育。当外界环境不利于虫体发育时，杆状蚴2次蜕皮发育为丝状蚴，此期幼虫对宿主具有感染性，可经皮肤或黏膜侵入人体，开始寄生世代，此过程称为直接发育。

2. 寄生世代　丝状蚴侵入宿主皮肤后，经静脉系统、右心至肺，穿过肺毛细血管进入肺泡后，移行到小肠发育为成虫。雌虫多隐藏于肠黏膜内并在此产卵。虫卵数小时后孵化出杆状蚴，进入肠腔，随粪便排出体外。被排出的杆状蚴，可经2次蜕皮发育为丝状蚴感染人体，也可在外界经4次蜕皮发育为自生世代的成虫。当宿主机体免疫力低下或发生便秘时，寄生于肠道中的杆状蚴可迅速发育为具感染性的丝状蚴，侵入血液循环引起自身体内感染。排出的丝状蚴附在肛周，可钻入皮肤引起自身体外感染。有的虫体可寄生在肺或泌尿生殖系统，随痰排出的多为丝状蚴，随尿排出的多为杆状蚴（图1-12）。

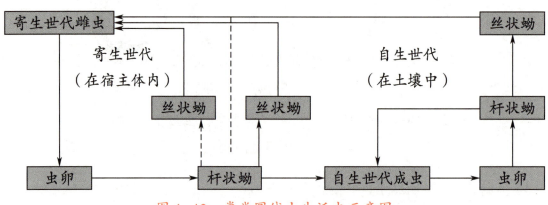

图1-12　粪类圆线虫生活史示意图

（三）致病

粪类圆线虫的致病作用与侵袭部位、感染程度及机体免疫功能状态密切相关。患者的主要临床表现有：

1. 皮肤损伤　丝状蚴侵入皮肤，可引起小出血点、丘疹，并伴有刺痛或痒感等类似钩蚴性皮炎的症状，还可出现移行性线状荨麻疹。移行性线状荨麻疹特点是重要诊断依据。

2. 肺部症状　幼虫在肺部移行时引起出血或炎症细胞浸润，患者出现咳嗽、多痰、哮喘、呼吸困难、嗜酸性粒细胞增多等。

3. 消化道症状　由于虫体的机械性刺激及毒性作用引起组织炎症反应。轻者表现为以黏膜充血为主的卡他性肠炎，严重时可表现为水肿性肠炎或溃疡性肠炎，甚至肠穿孔。

4. 弥散性粪类圆线虫病　丝状蚴或成虫可移行至全身各器官，形成肉芽肿病变，引起多器官性损伤,导致弥散性粪类圆线虫病。患者可出现肺炎、腹泻、脑膜炎及败血症等,甚至因严重衰竭而死亡。常见于患各种消耗性疾病、艾滋病、先天性免疫缺陷或长期使用免疫抑制剂的患者。机体免疫低下和应用免疫抑制剂是引起粪类圆线虫病重症感染的主要因素。

（四）实验室诊断

粪类圆线虫病缺乏特征性表现,鉴别诊断时,应询问患者有无与泥土的接触史。

1. 病原学诊断　从粪便、痰、尿或脑脊液中检获幼虫或培养出丝状蚴为确诊依据。在腹泻患者的粪便中也可检出虫卵。但须注意与钩虫丝状蚴及钩虫卵的区别。患者有间歇性排虫现象,故病原检查应多次进行。观察虫体时滴加鲁氏碘液(复方碘溶液),幼虫呈棕黄色,虫体内部特征清晰,易鉴别。

2. 免疫学诊断　采用鼠粪类圆线虫脱脂抗原做 ELISA 检测患者血清中特异性抗体,阳性率高达 94% 以上。对轻、中度感染者具有较好的辅助诊断价值。

3. 其他检查　早期感染者嗜酸性粒细胞增高明显。胃和十二指肠引流液查病原体,对胃肠粪类圆线虫病诊断价值大于粪检。

（五）流行与防治

粪类圆线虫主要分布在热带、亚热带及温带和寒带地区,呈散发感染。本虫的流行因素与钩虫相似。预防的关键是加强粪便与水源管理,做好个人防护,避免发生自身感染。临床使用类固醇激素和免疫抑制剂前,应做粪类圆线虫常规检查,同时对犬、猫进行检查和治疗。治疗药物首选阿苯达唑、伊维菌素。

三、结膜吸吮线虫

 案例导学

患者,男,22 岁,左眼红痒不适 10 多日,某医院按"左眼结膜炎"治疗 5 日症状无缓解,且异物感加剧。转眼科医院就诊,检查:右眼正常,左眼睑红肿,球结膜充血、水肿,结膜囊内见数条细小虫体爬行。眼科显微镜下用镊子先后夹出 6 条乳白色小虫。患者自述:曾多次给眼睛红肿且分泌物较多的小狗擦眼睛。

请思考:

1. 患者可能患何病?

2. 诊断依据是什么?

3. 患者经何种途径感染本病?建设健康中国人人有责,请制订本病的预防措施。

结膜吸吮线虫（*Thelazia callipaeda*）又称眼线虫，是一种寄生在犬、猫、兔等动物眼部的线虫，也可寄生于人的眼部，引起结膜吸吮线虫病。

（一）形态

成虫细长、圆柱形，乳白色半透明，体表具有微细横纹，侧面观呈锯齿。雄虫大小为（7.7～17.0）mm×（0.25～0.75）mm，尾端向腹部卷曲，有长短交合刺 2 根；雌虫为（7.9～20.0）mm×（0.3～0.7）mm，尾端尖直，近阴门端子宫内的虫卵逐渐发育为幼虫从阴门直接产出。

初产幼虫（350～414）μm×（13～19）μm，盘曲状，外被鞘膜，尾部连鞘膜囊。在眼分泌物中发现初产幼虫是病原学诊断的依据。

（二）生活史

成虫（图 1-20）寄生在狗、猫等动物的结膜囊及泪管内，偶可寄生在人眼。本虫属卵胎生，雌虫在结膜囊内产出幼虫，当中间宿主果蝇舔吸宿主眼部分泌物时，幼虫进入果蝇体内，发育为感染期幼虫，聚集于果蝇的头部口器。当果蝇再舔吸其他宿主眼部时，感染期幼虫自果蝇口器逸出侵入宿主眼结膜囊，约经20d发育为成虫。成虫寿命可达2年以上。

（三）致病

成虫寄生于人眼结膜囊内，以上结膜囊外眦侧为多见，也可见于泪腺、眼前房及结膜下等。多侵犯单侧眼，少数病例可双眼感染。轻者可无症状，或出现眼部异物感、刺痛、痒感、流泪、畏光、分泌物增多等，一般无视力障碍。取出虫体后，症状自行消失。严重者表现结膜充血、形成小溃疡面、角膜混浊及眼睑外翻等。

（四）诊断

根据病史，对眼部有异物感等症状的患者可检查眼部，用棉签或镊子自眼部取出虫体，用显微镜检查虫体特征即可确诊。

（五）流行与防治

本病多流行于亚洲，又称东方眼虫病。传染源主要是家犬，其次是猫、兔等动物。冈田绕眼果蝇是我国结膜吸吮线虫的中间宿主和传播媒介，感染季节以夏秋季为主。预防的关键在于防蝇、灭蝇，加强环境卫生及犬、猫等动物管理，注意个人眼部卫生。治疗主要是摘取虫体，对症治疗。

人体常见的寄生虫包括蛔虫、钩虫、蛲虫和鞭虫、丝虫、旋毛虫等，其鉴别要点见表 1-6。

表 1-6　　人体常见线虫的鉴别要点

虫种	成虫形态	虫卵（或幼虫）形态	中间宿主	感染阶段	感染方式	寄生部位	检查方法
蛔虫	形似蚯蚓	椭圆形，内含卵细胞	无	感染期虫卵	经口	小肠	直接涂片成虫检查

虫种	成虫形态	虫卵(或幼虫)形态	中间宿主	感染阶段	感染方式	寄生部位	检查方法
鞭虫	形似马鞭	腰鼓形,内含卵细胞	无	感染期虫卵	经口	回盲部	饱和盐水浮聚法
蛲虫	白线头状	呈D形,内含胚蚴	无	感染期虫卵	经口	回盲部	透明胶纸法
钩虫	细小,圆柱状	椭圆形内含卵细胞	无	丝状蚴	经皮肤	小肠	钩蚴培养法
丝虫	细长如丝线	细丝状	蚊子	丝状蚴	经皮肤	淋巴系统	厚血膜法鲜血滴法
旋毛虫	细小线状	幼虫囊包呈梭形	多种哺乳动物	幼虫囊包	经口	小肠、肌肉	肌肉活组织压片

章末小结　　　本章学习重点是常见线虫(如蛔虫、鞭虫、蛲虫、钩虫、丝虫和旋毛虫)成虫和虫卵的形态、感染阶段、感染途径与方式和最佳的实验诊断方法。学习难点为根据常见线虫的生活史(成虫→虫卵→幼虫)有一定规律和成虫在宿主体内寄生部位、虫卵排出途径及外界环境发育、感染阶段和感染方式、是否体内移行和需要中间宿主等可推导出常见线虫的致病性、实验诊断方法、流行规律和防治方法。在学习过程中注意抓住各种常见线虫共性的基础上,注意比较人体常见线虫的鉴别要点,提高运用知识解决问题的能力。

（卓曼玉　梁惠冰）

思考与练习

一、名词解释

1. 夜现周期性
2. 异嗜症

二、简答题

1. 人体常见寄生线虫区别有哪些?
2. 蛔虫病流行范围广、人群普遍感染率高的原因有哪些?
3. 钩虫病人的主要临床表现有哪些?
4. 蛲虫病为何难以彻底治愈?

5. 钩虫引起贫血的机制有哪些？

6. 丝虫病的病原学诊断方法？

7. 钩虫病的病原学诊断方法及其优缺点有哪些？

8. 列表比较班氏微丝蚴与马来微丝蚴的主要形态区别。

9. 比较丝虫、旋毛虫、粪类圆线虫和结膜吸吮线虫成虫各寄生的部位、主要致病阶段及预防措施。

第二章 吸虫纲

02章 数字资源

学习目标

1. **掌握：**常见吸虫形态及生活史的共同特征,华支睾吸虫、布氏姜片吸虫、卫氏并殖吸虫及日本血吸虫的形态特点、生活史及实验室诊断技术。
2. **熟悉：**常见吸虫的致病机制及临床表现。
3. **了解：**常见吸虫病的流行特点及防治原则。
4. **学会：**常见吸虫病的病原学诊断技能。
5. **具备：**完成对常见吸虫标本的基本检验技能,向身边人群进行卫生宣传教育。

第一节 概 述

吸虫属于扁形动物门吸虫纲。寄生于人体的吸虫有 30 多种,都属于复殖目,又称复殖吸虫。吸虫均营寄生生活,种类繁多,大小、形态各异,生活史复杂。我国寄生于人体的吸虫主要有华支睾吸虫、布氏姜片吸虫、卫氏并殖吸虫、斯氏狸殖吸虫和日本血吸虫。

一、形 态

(一)成虫

吸虫成虫多数背腹扁平、呈叶状或舌状(血吸虫除外),大小依虫种而异。吸盘为附着器官,通常有口、腹两个吸盘。消化系统不完整,无肛门。生殖系统发达,除血吸虫外,均为雌雄同体。雄性生殖器官包括睾丸、输精管、储精囊、射精管与阴茎等。雌性生殖器官包括卵巢、输卵管、梅氏腺、卵模、卵黄腺及子宫等。生殖孔通常位于腹吸盘的前缘或后缘处,个别虫种具有生殖吸盘。

（二）虫卵

吸虫虫卵椭圆形，多数有卵盖（日本血吸虫虫卵无卵盖），卵内含受精的卵细胞、卵黄细胞或一条毛蚴。虫卵是临床诊断的重要依据。

二、生活史

吸虫的生活史复杂，不但具有世代的交替（含有性世代和无性世代），还有宿主的转换。吸虫的第一中间宿主多为淡水螺类或软体动物，第二中间宿主依虫种不同可为鱼类、甲壳类或节肢动物等。终宿主大多为脊椎动物和人。

吸虫的生活史离不开水，虫卵必须入水或在水中被软体动物吞食后才能孵化出毛蚴，毛蚴进入中间宿主后发育为胞蚴，胞蚴经反复分裂后分化成许多雷蚴、胞蚴或雷蚴发育成成熟的尾蚴后，在一定的外界条件影响下即可从母体逸出，借助尾部的摆动，在水中游动，在某些物体上结囊形成囊蚴，或在第二中间宿主体内发育成囊蚴。囊蚴进入终宿主消化道后，即脱囊而出变为童虫，在适宜的寄生部位发育为成虫。

第二节　华支睾吸虫

 案例导学

患者，男，28岁，因腹痛呕吐伴乏力2d入院。患者从小生长在溪河边，有捉鱼煎烤史。近2个月来患者有反复纳差、食欲不振、腹泻、上腹痛、腹胀、肝区不适等症状，近日患者因腹泻乏力加剧伴呕吐就诊。患者表现为消瘦、巩膜及皮肤轻度黄染，肝肋下1.5cm，疑为黄疸性肝炎。实验室检查血清总胆红素27μmol/L，谷丙转氨酶56U/L（参考值40U/L），小便常规正常，大便盐水直接涂片查见华支睾吸虫卵。当即送患者到当地寄生虫病防治中心做进一步检查，用Kato-Katz法（甘油纸厚涂片透明法）查获华支睾吸虫卵2712个。

请思考：

1. 该患者是如何感染华支睾吸虫病的？

2. 怎样诊断华支睾吸虫病？

3. 华支睾吸虫病对人体有哪些危害？

4. 结合病例思考，我们在饮食中需要注意哪些问题，才能有效降低华支睾吸虫病的发病率？

中华分支睾吸虫，简称华支睾吸虫（*Clonorchis sinensis*），又名肝吸虫，成虫寄生于人或猫、犬等动物的肝胆管内，可引起华支睾吸虫病，又称肝吸虫病。1975年在我国湖北江陵西汉古尸中发现本虫虫卵,从而证明华支睾吸虫病在我国至少已有 2 300 年的历史。

一、形 态

(一)成虫

成虫体形狭长,背腹扁平,前端稍窄,后端钝圆,状似葵花子仁,体表无棘。虫体大小为 (10～25) mm × (3～5) mm。口吸盘略大于腹吸盘,前者位于虫体前端,后者位于虫体前 1/5 处。消化道简单,口位于口吸盘的中央。雄性生殖器官有睾丸 1 对,前后排列于虫体后 1/3 部,呈分支状。

(二)虫卵

虫卵淡黄褐色,形似芝麻,一端较窄一端钝圆,有卵盖,卵盖周围的卵壳增厚形成肩峰,另一端有一疣状突起。大小为 (27～35) μm × (12～20) μm,为人体寄生虫卵中最小的。从粪便中排出时,卵内已含有一条毛蚴(图 2-1)。

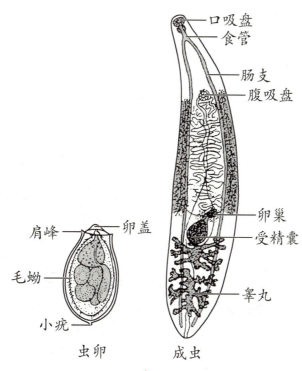

图 2-1 华支睾吸虫成虫和虫卵

知识拓展

华支睾吸虫的发现和命名

"华支睾吸虫"跟睾丸没有任何关系,其名称的来源是因为 1874 年在印度加尔各答的一位华侨体内发现了该寄生虫,当时起名为 Clonorchiasis,根据发音译为"睾波得肝吸虫"。

1875 年命名为 Cobbold。因为最先在华人体内发现，所以该病被简称为"华支睾吸虫病"，导致该病的寄生虫就被称为"华支睾吸虫"。

二、生　活　史

华支睾吸虫生活史为典型的复殖吸虫生活史，包括成虫、虫卵、毛蚴、胞蚴、雷蚴、尾蚴、囊蚴及后尾蚴等阶段(图 2-2)。终宿主为人及肉食哺乳动物(狗、猫等)，第一中间宿主为淡水螺类，如豆螺、沼螺、涵螺等，第二中间宿主为淡水鱼、虾。感染阶段为囊蚴。成虫寄生于人和猫、犬等哺乳动物的肝胆管内，虫多时可移居至大的胆管、胆总管或胆囊内，也偶见于胰腺管内。

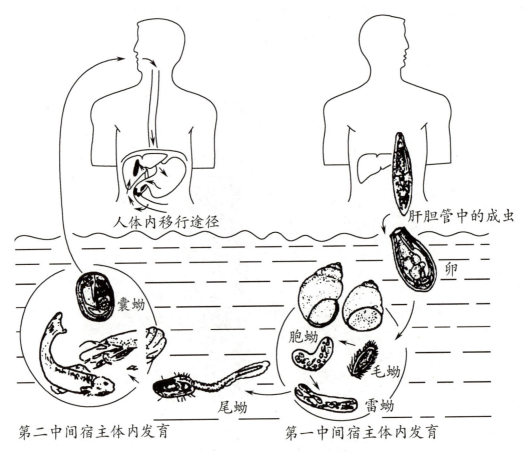

图 2-2　华支睾吸虫生活史

成虫产出虫卵，虫卵随胆汁进入消化道随粪便排出，进入水中，被第一中间宿主吞食后，在螺类的消化道内孵出毛蚴，毛蚴穿过肠壁在螺体内发育成为胞蚴，胞蚴经无性增殖形成许多雷蚴和尾蚴，成熟的尾蚴从螺体逸出。尾蚴在水中遇到适宜的第二中间宿主淡水鱼、虾类，则侵入其肌肉等组织，经 20～35d，发育成为囊蚴。囊蚴呈椭球形，大小平均为(0.14×0.15)mm，囊壁分两层。囊内幼虫运动活跃，可见口、腹吸盘，排泄囊内含黑色颗粒。囊蚴在鱼体内可存活 3 个月到 1 年。囊蚴被终宿主（人、猫、狗等）吞食后，在消化液的作用下，囊壁被软化，囊内幼虫的酶系统被激活，幼虫活动加剧，在十二指肠内破囊而出。脱囊后的幼虫循胆汁逆流而行，少部分幼虫在几小时内即可到达肝内胆管。也有动物实验表明，幼虫可经血管或穿过肠壁到达肝胆管内。人自食入活囊蚴至发育为成虫并产卵所需时间约为 1 个月。华支睾吸虫成虫寿命为 20～30 年。

三、致　病

（一）致病机制

华支睾吸虫病的危害性主要是患者的肝脏受损。病变主要发生于肝脏的次级胆管。成虫在肝胆管内破坏胆管上皮及黏膜下血管，虫体在胆道寄生时的分泌物、代谢产物和机械刺激等因素诱发变态反应，可引起胆管内膜及胆管周围的超敏反应及炎性反应，出现胆管局限性的扩张及胆管上皮增生。感染严重时，在门脉区周围可出现纤维组织增生，肝细胞的萎缩变性，甚至形成胆汁性肝硬化。由于胆管壁增厚，管腔相对狭窄和虫体堵塞胆管，可出现胆管炎、胆囊炎或阻塞性黄疸。由于胆汁流通不畅，往往容易合并细菌感染。

胆汁中可溶的葡萄糖醛酸胆红素在细菌性 β- 葡萄糖醛酸苷酶作用下变成难溶的胆红素钙。这些物质可与死亡的虫体碎片、虫卵、胆管上皮脱落细胞等形成胆管结石。因此，华支睾吸虫常并发胆道感染和胆石症，胆石的核心往往可找到华支睾吸虫卵。华支睾吸虫病的并发症很多，其中较常见的有急性胆囊炎、慢性胆管炎、胆结石、肝胆管梗阻等。成虫偶尔寄生于胰腺管内，引起胰管炎和胰腺炎。此外，国内外一些文献报道，华支睾吸虫感染与胆管上皮癌、肝细胞癌的发生有一定关系。

（二）临床表现

症状以疲乏、上腹不适、消化不良、腹痛、腹泻、肝区隐痛、头晕等较为常见，但许多感染者并无明显症状。常见的体征有肝大，脾大较少见，偶见发育欠佳类似侏儒症者。严重感染者在晚期可造成肝硬化、腹水，甚至死亡。

四、实验室诊断

（一）病原学诊断

检获虫卵是确诊的主要依据。但因虫卵小，粪便直接涂片法容易漏检，故多采用各种集卵法和十二指肠引流胆汁法进行离心沉淀检查。

1. 涂片法　直接涂片法操作简便，但由于所用粪便量少，检出率不高，且虫卵甚小，容易漏诊。定量透明法（Kato-Katz 法，甘油纸厚涂片透明法），在大规模肠道寄生虫调查中，被认为是最有效的粪检方法之一，可用于虫卵的定性和定量检查。

2. 集卵法　此法检出率较直接涂片法高。集卵法包括漂浮集卵法和沉淀集卵法两类，沉淀集卵常用水洗离心沉淀法、乙醚沉淀法。

3. 十二指肠引流胆汁检查　引流胆汁进行离心沉淀检查也可查获虫卵。此法检出率接近 100%，但技术较复杂，一般患者难以接受。临床上对患者进行胆汁引流治疗时，还可见活成虫。

（二）免疫学诊断

目前，在临床辅助诊断和流行病学调查中，免疫学方法已被广泛应用。常用的方法有间接血凝试验（IHA）、间接荧光抗体试验（IFAT）、酶联免疫吸附试验（ELISA）等。

（三）影像学诊断

用 B 型超声检查华支睾吸虫病患者时，在超声像图上可见多种异常改变。尽管声像图特异性不强，但与流行病学、临床表现及实验室检查对比分析，仍具一定诊断价值。此外，CT 也是本病较好的影像学检查方法。

五、流行与防治

（一）流行

华支睾吸虫病主要分布在亚洲，如中国、日本、朝鲜、越南和东南亚国家。我国除青海、宁夏、内蒙古、西藏等尚未见报道，其余地区都有不同程度流行。而储存宿主动物感染的地区范围更广，感染率与感染度多比人体高，对人群的感染具有潜在的威胁。

患者、带虫者及储存宿主是传染源。华支睾吸虫病的传播，有赖于粪便中的虫卵有机会下水，而水中存在第一、第二中间宿主以及当地人群有生吃或半生吃淡水鱼虾的习惯是影响本病流行的主要因素。在烧、烤、烫或蒸全鱼时，可因温度不够、时间不足或鱼肉过厚等原因，未能杀死全部囊蚴。成人感染方式以吃"鱼生""鱼生粥"或烫鱼片而感染；个别地区居民主要是用生鱼佐酒吃而感染；小孩的感染则与他们在野外进食未烧烤熟透的鱼虾有关。此外，抓鱼后不洗手或用口叼鱼、使用切过生鱼的刀及砧板切熟食、用盛过生鱼的器皿盛熟食等也有使人感染的可能。

（二）防治

做好宣传教育，使群众了解本病的危害性及其传播途径，自觉不吃"鱼生"及未煮熟的鱼肉或虾，改进烹调方法和饮食习惯，注意生、熟厨具要分开使用。不要用未经煮熟的鱼、虾喂猫、狗等动物，以免引起感染。加强粪便管理，不让未经无害化处理的粪便下鱼塘。结合农业生产清理塘泥或用药杀灭淡水螺类，对控制本病也有一定的作用。治疗华支睾吸虫病的药物，目前应用最多的是吡喹酮与阿苯达唑。

第三节　布氏姜片吸虫

案例导学

患者,女,24岁。因反复右上腹隐痛,伴低热腹胀3年,近期加重伴呕吐、黄疸6d入院。查体:右上腹压痛,反跳痛明显。B超示胆囊壁增厚,不规则,囊内多发性砂型结石。予以手术治疗。术中见胆囊周围少量粘连,胆囊壁轻度充血水肿。逆行法切除胆囊。探查胆总管,见胆总管扩张,管壁略增厚。胆道探针通过奥狄氏括约肌,进入十二指肠时阻力较大,但无异物或结石触及感。用生理盐水反复冲洗左、右肝管,冲洗中发现2条形似姜片,扁薄椭圆形、呈暗红色,有吸盘的成虫。术后第2天引流出与术中相似略大的成虫一条,经检查确定为姜片虫。术后补查大便发现有布氏姜片虫卵。

请思考:

1. 该患者是如何感染姜片虫病的?

2. 如何诊断姜片虫病?

3. 结合本案例,思考预防姜片虫病的方法有哪些?

布氏姜片吸虫(*Fasciolopsis buski*)简称姜片虫,是寄生于人体小肠中的大型吸虫,可引起姜片虫病。我国中医学书籍中早有"肉虫","赤虫"等记述。本虫病主要流行于亚洲,故又称亚洲大型肠吸虫。

一、形　态

(一)成虫

长椭圆形、肥厚,形似姜片。新鲜虫体呈肉红色,背腹扁平,前窄后宽,长20～75mm,宽8～20mm,厚0.5～3.0mm,体表有体棘,为寄生人体最大的吸虫。口吸盘靠近体前端,直径约0.5mm,腹吸盘靠近口吸盘后方,漏斗状,肌肉发达,较口吸盘大4～5倍,肉眼可见。咽和食管短,肠支呈波浪状弯曲,向后延至虫体末端;睾丸两个,高度分支,呈珊瑚状,前后排列于虫体的后半部。卵巢有分支,位于睾丸之前。子宫盘曲在卵巢和腹吸盘之间。卵黄腺颇发达,分布于虫体的两侧。生殖孔位于腹吸盘的前缘。

(二)虫卵

呈椭圆形,大小为(130～140)μm×(80～85)μm,淡黄色,卵壳薄而均匀,一端有一不明显的小盖。卵内含有一个卵细胞和20～40个卵黄细胞(图2-3)。

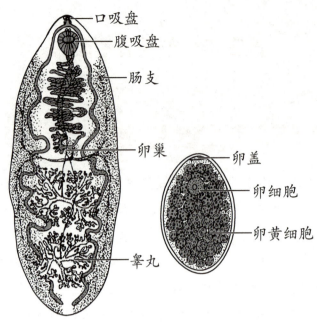

图2-3　布氏姜片吸虫成虫和虫卵

二、生　活　史

布氏姜片吸虫生活史过程包括卵、毛蚴、胞蚴、母雷蚴、子雷蚴、尾蚴、囊蚴、后尾蚴和成虫阶段。终宿主是人和猪(或野猪),中间宿主是扁卷螺。以菱角、荸荠、茭白、水浮莲、浮萍等水生植物为传播媒介。感染阶段为囊蚴。

成虫寄生在人和猪的小肠上段,受精卵随终宿主粪便排出,如到达水中,在适宜温度26～32℃条件下经3～7周发育成熟,孵出毛蚴。毛蚴侵入扁卷螺的淋巴间隙中,经1～2个月完成了胞蚴、母雷蚴、子雷蚴与尾蚴阶段的发育繁殖。成熟的尾蚴从螺体逸出,附着在水生植物的表面,分泌成囊物质包裹其体部,脱去尾部形成囊蚴。终宿主生食含有活囊蚴的水生植物后,在消化液和胆汁的作用下,后尾蚴脱囊而出并附于十二指肠或空肠上段的黏膜上吸取营养,经1～3个月发育为成虫。每条雌虫一日约可产2.5万个卵,姜片虫的寿命,在猪体内不超过2年,在人体内最长可达4年半(图2-4)。

三、致　病

姜片虫成虫的致病作用,包括机械性损伤及虫体代谢产物引起的变态反应。成虫的吸盘发达、吸附力强,可使被吸附的黏膜坏死、脱落,肠黏膜发生炎症、点状出血、水肿以致形成溃疡或脓肿。寄生数量较多时常出现腹痛和腹泻,并表现消化不良,排便量多,稀薄而臭,或腹泻与便秘交替出现,甚至发生肠梗阻。儿童严重感染,可出现低热、消瘦、贫血、浮肿、腹水以及智力减退和发育障碍等,少数可因衰竭、虚脱而死。

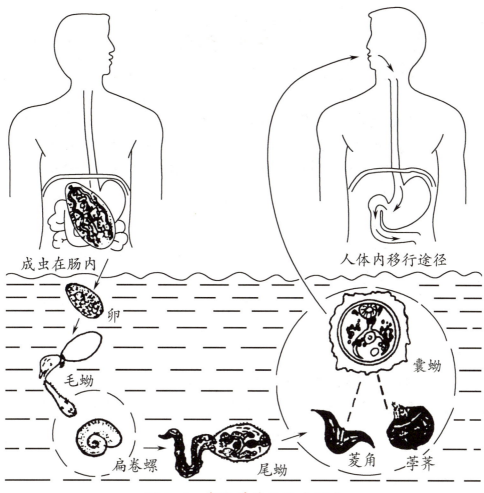

成虫在肠内　卵　毛蚴　扁卷螺　尾蚴

人体内移行途径　囊蚴　菱角　荸荠

图 2-4　布氏姜片吸虫生活史

四、实验室诊断

（一）病原学诊断

检查粪便中虫卵是确诊姜片虫感染的主要方法。因姜片虫卵大，容易识别，用直接涂片法检查 3 张涂片，即可查出绝大多数患者，但轻度感染的病例往往漏检。必要时也可用浓集方法提高检出率，常用的有离心沉淀法及水洗自然沉淀法。定量透明厚涂片法即加藤厚涂片法，检出效果与沉淀法相仿，既可定性检查，又可进行虫卵记数，以了解感染度。

姜片虫卵与肝片形吸虫卵和棘口类吸虫卵的形态十分相似，应注意鉴别。有时少数患者的呕吐物或粪便中偶可发现成虫。

（二）免疫学诊断

免疫学方法对早期感染或大面积普查，有较好的辅助诊断价值。常用的有酶联免疫吸附试验（ELISA）和免疫荧光试验（IFA）等。

五、流行与防治

（一）流行

本病主要分布在亚洲的温带和亚热带的一些国家。国内除辽宁、吉林、黑龙江、内蒙古、新疆、西藏、青海、宁夏等省（自治区）外，18个省（自治区、直辖市）已有报道。姜片虫病主要流行于种植菱角及其他可供生食的水生植物、地势低洼、水源丰富的地区。这些地区水中含有机物多，有利于扁卷螺类的孳生繁殖。传染源包括患者、带虫者和储存宿主，储存宿主以猪的感染较为普遍，用含有活囊蚴的青饲料（如水浮莲、菱叶、浮萍等）喂猪是感染的原因。粪便管理不善，增加了虫卵入水的机会。在流行区，居民生食菱角、茭白等水生植物，尤其在收摘菱角时，边采边食易于感染。在城镇集市上购得的菱角也有活的囊蚴。有时姜片虫尾蚴可在水面上成囊，且囊蚴亦可从水生植物上掉落下来，浮于水面，故生饮河水也可引起感染。

（二）防治

加强粪便管理，防止人、猪粪便通过各种途径污染水体；大力开展卫生宣传教育，勿生食水生植物，如菱角、茭白等。勿饮生水、勿用被囊蚴污染的青饲料喂猪；在流行区开展人和猪的姜片虫病普查普治工作，消灭扁卷螺。吡喹酮是治疗本病的首选药物，中药槟榔也有较好的疗效。

第四节　卫氏并殖吸虫

 案例导学

　　患者，女，30岁，近3个多月来出现咳嗽、咳铁锈色痰，双侧胸痛，伴低热、盗汗、乏力。胸片提示：双中上肺小片状模糊阴影，右中肺见多个透光区，多家医院诊断为浸润型肺结核，抗结核治疗3个月，无明显好转。半个月前发现腰背部有游走性包块，否认有结核接触史。肺吸虫抗原皮试及ELISA均为强阳性。肺部CT两肺见结节病灶、右肺下叶背段见多个空洞。追问病史，该患者做水产品批发生意，有烤食螃蟹的习惯。用吡喹酮治疗2周后咯血逐渐减少，咳嗽、胸痛减轻，1个月后复查，胸片阴影明显吸收。

请思考：

1. 该患者最可能患什么疾病？

2. 该病如何预防和治疗？

3. 结合本案例，我们在饮食时应注意哪些问题？

卫氏并殖吸虫（*Paragonimus westermani*）属扁形动物门、吸虫纲、复殖目、并殖科、并殖属寄生虫,虫体雌雄生殖器官并列排列。1877年,Westerman在印度虎肺内首次发现成虫。1879年,Ringer在中国台湾地区一葡萄牙人尸体肺内检获成虫。成虫寄生于人及猫科、犬科动物的肺脏,引起并殖吸虫病,简称肺吸虫病。

一、形　态

（一）成虫

虫体肥厚呈椭圆形,背侧略隆起,腹面扁平,似半粒黄豆。活体呈红褐色,透明,死虫灰褐色。体长7.5～12mm,宽4～6mm,厚3.5～5.0mm。口吸盘位于虫体前端,腹吸盘位于虫体中横线之前,两吸盘大小略同。雌雄同体,卵巢一个,分5～6叶,呈指状,与盘曲的子宫左右并列于腹吸盘之后的两侧,卵黄腺滤泡状,分布于虫体两侧。两个睾丸分支如指状,左右并列于虫体后1/3处。生殖器官左右并列为本虫显著形态特征,故称为并殖吸虫。

（二）虫卵

金黄色,不规则椭圆形,大小为(80～118)μm×(48～60)μm,最宽处多近卵盖一端,有扁平卵盖,常略倾斜,亦有缺盖者。卵壳厚薄不均,末端明显增厚。卵内含有1个卵细胞和10余个卵黄细胞(图2-5)。

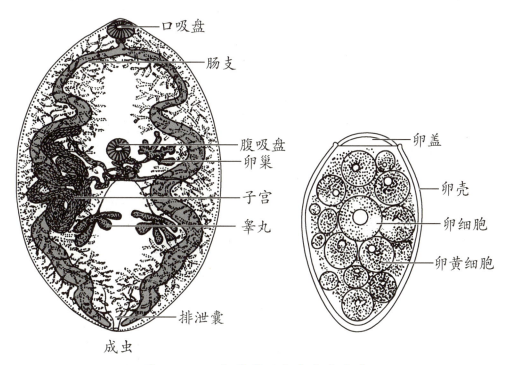

图2-5　卫氏并殖吸虫成虫与虫卵

二、生 活 史

成虫寄生在人或猫、犬、虎、豹等肉食类哺乳动物的肺脏。产出的虫卵经气管随痰咳出或吞咽后随粪便排出体外。虫卵入水后,在适宜的温度下(25～30℃),经2～3周孵出毛蚴,毛蚴在水中活动,主动侵入第一中间宿主川卷螺,经由胞蚴、母雷蚴、子雷蚴等无性增殖阶段发育成短尾尾蚴。成熟的尾蚴从螺体逸出后,侵入第二中间宿主溪蟹或蝲蛄,或随螺体一起被吞食而进入第二中间宿主体内。在溪蟹和蝲蛄肌肉、内脏或腮部发育形成囊蚴。终宿主、储存宿主因食入含囊蚴的溪蟹、蝲蛄而感染,或者饮用了被囊蚴污染的生水而感染。

在终宿主或者储存宿主的小肠内消化液作用下,囊蚴脱囊发育为童虫。童虫穿过肠壁进入腹腔,游走于各组织器官之间或邻近组织、腹壁,经过1～3周窜扰后,穿过膈肌经胸腔进入肺部,最后在肺中形成虫囊。在肺部,每个虫囊中一般含有2条虫体,有时也可见3条或3条以上。

自囊蚴进入终宿主到成熟产卵,一般需2个多月,成虫寿命一般为5～6年(图2-6)。童虫在移行过程中,也可异位寄生于肌肉、皮下、腹腔、肝、心包、脑、脊髓及眼等处,但多不能发育为成虫。

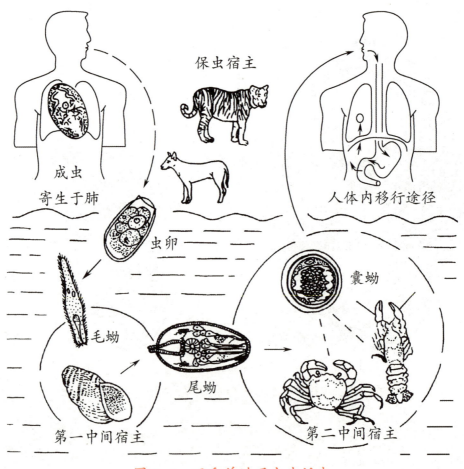

图 2-6　卫氏并殖吸虫生活史

三、致　病

卫氏并殖吸虫的致病,主要是童虫或成虫在人体各组织器官内移行、寄居造成的机械性损伤及其代谢物等引起的免疫病理反应,根据病变过程可分为急性期和慢性期。

(一)急性期

囊蚴脱囊后形成童虫,童虫穿过肠壁引起肠壁出血,在腹腔、腹壁反复游窜。患者感染后一般数日至1个月左右出现症状,重度感染者第二日即出现症状。轻者仅表现为食欲减退、乏力、消瘦、低热等非特异性症状,重者发病急,中毒症状明显,有高热、腹痛、腹泻、胸痛、咳嗽、气促等表现。血象检查:白细胞数增多,可达$(20 \sim 30) \times 10^9$/L,尤其是嗜酸性粒细胞增多更为明显,一般为 20%~40%,甚至更高。

(二)慢性期

童虫侵入肺组织,所致病变过程大致可分为脓肿期、囊肿期和纤维瘢痕期3期。

1. 脓肿期　虫体移行引起组织破坏,肉眼可见病变处呈窟穴状或隧道状,内有血液,并出现炎性渗出,含有中性粒细胞及嗜酸性粒细胞等,继之,病灶周围产生肉芽组织而形成薄膜状脓肿壁,并逐渐形成脓肿。

2. 囊肿期　由于渗出性炎症,大量细胞浸润、聚集、坏死、崩解液化,囊肿内容物逐渐形成果酱样液体。镜下可见大量虫卵、夏科–雷登结晶等。囊壁因大量肉芽组织增生而肥厚,肉眼可见边界清楚的结节状虫囊。

3. 纤维瘢痕期　虫体死亡或转移,囊肿内容物通过支气管排出或吸收,肉芽组织填充而纤维化,最后病灶形成瘢痕。

成虫通常寄生于肺,引起肺吸虫病,患者以胸痛、咳铁锈色痰(烂桃样)及咯血为主要症状。但其童虫可寄生于皮下、肝、脑、脊髓等组织器官,引起相应部位的损伤。

 知识拓展

幼虫移行症

一些寄生于动物体的蠕虫的幼虫,侵入非正常宿主人体,在人体内不能发育成熟,在皮肤及各组织器官中移行引起相应部位的损害称幼虫移行症,也称蠕蚴移行症。幼虫仅在皮肤游走,引起皮肤瘙痒、局部红色丘疹等损害,称为皮肤幼虫移行症,常见虫种为巴西钩口线虫和犬钩口线虫;幼虫在体内游走,侵犯胃肠、肝、肺等器官,并出现相应的损害,称为内脏幼虫移行症,常见虫种有犬弓首线虫、猫弓首线虫、广州管圆线虫及棘颚口线虫等。

四、实验室诊断

（一）病原学诊断

1. 痰液检查　可采用生理盐水直接涂片法和消化沉淀法，生理盐水直接涂片法收集患者清晨的新鲜痰液，滴加生理盐水，挑取少许痰液，加盖玻片镜检；消化沉淀法收集患者24h痰液，用10%NaOH消化处理后作离心沉淀，取沉渣涂片镜检，镜下可见虫卵，大量嗜酸性粒细胞和夏科－雷登结晶，此法虫卵容易散出，检出率90%以上。

2. 粪便检查　粪便中含虫卵较少，以沉淀法为好，检出率为15%～40%，低于痰液检查。

3. 活体组织检查　疑为皮肤型患者，可手术摘除皮下包块或结节，检获童虫或成虫即可确诊。病灶处若见坏死的虫穴、嗜酸性粒细胞浸润及夏科－雷登结晶，亦有助于诊断。

（二）免疫学诊断

皮内试验（ID）简便、快速，与粪检虫卵阳性的符合率在95%以上，但假阳性和假阴性率均较高，常用于肺吸虫病的普查初筛；酶联免疫吸附试验（ELISA）敏感性高，阳性率达90%～100%，可用于辅助诊断和流行病学调查，是目前普遍使用的检测方法。

五、流行与防治

（一）流行

卫氏并殖吸虫在世界各地分布较广，亚洲的日本、朝鲜、菲律宾、马来西亚，以及非洲、南美洲均有报道。卫氏并殖吸虫病多见于山丘和丘陵地带，我国25个省（自治区、直辖市）存在卫氏并殖吸虫感染。

患者、带虫者、储存宿主（犬、猫、虎、豹、狼、狐等）及转续宿主（野猪、针毛鼠及褐家鼠等）是本病的传染源。流行区的溪水中，第一中间宿主川卷螺与第二中间宿主溪蟹、蝲蛄同时存在，为本虫在外界发育提供了条件。生吃或半生吃溪蟹、蝲蛄，如生、腌、醉、烤、煨或制成蝲蛄豆腐及蝲蛄酱等，这些方式均不能杀死囊蚴，容易造成本虫的感染。另外，饮含囊蚴的生水，使用被囊蚴污染的食具，生吃或半生吃含有滞育虫体的转续宿主，也可导致感染。

（二）防治

加强饮食卫生宣传教育，不生食或半生食溪蟹、蝲蛄，不饮用生水等；加强粪便管理，严禁用未处理的粪便施肥，以防虫卵入水；积极消灭川卷螺，加强对市场溪蟹、蝲蛄的检疫；卫氏并殖吸虫病常用治疗药物有吡喹酮、硫氯酚等。

第五节 日本血吸虫

案例导学

患者,男,46 岁,因持续发热 3 日、乏力、咳嗽,腹胀、腹泻,黄疸、肝大且有压痛,小便色黄,初步诊断为急性黄疸性肝炎而入院。B 超检查:肝内出现条索状较强的光点或小光团。经调查得知,患者发病前两个月全家曾到洪湖游泳,事后全身出现了痒疹。经直接涂片法和酶联免疫吸附试验确诊为急性血吸虫病。应用吡喹酮治疗 2 个疗程后,体温恢复到正常,临床各种症状消失。7 个月后再次去上级医院复查,病原学检查转阴。

请思考:

1. 血吸虫病的感染途径是什么?
2. 血吸虫对人体有哪些危害?
3. 我国寄生虫感染率已普遍下降,是否可以不再重视?

血吸虫也称裂体吸虫,属扁形动物门、吸虫纲、复殖目、裂体科、裂体属寄生虫。寄生人体的血吸虫主要有 6 种,即日本血吸虫(*Schistosoma japonicum*)、埃及血吸虫、曼氏血吸虫、间插血吸虫、湄公血吸虫和马来血吸虫,我国仅有日本血吸虫流行。1904 年日本学者Katsurada 首次在猫门静脉内发现本虫,故而得名为日本血吸虫。1972 年从湖南长沙马王堆出土的西汉女尸体内检获血吸虫卵,表明血吸虫病在我国已有 2100 多年的历史。

一、形 态

(一)成虫

雌雄异体,雄虫乳白色,略粗短,体长为 12～20mm,背腹略扁平,前端有口吸盘,稍后有凸起呈杯状的腹吸盘。自腹吸盘后,虫体向两侧增宽并向腹面卷曲,形成纵行的沟槽,即抱雌沟。雄虫生殖系统由 7 个串珠状排列的睾丸、输出管、输精管、储精囊和生殖孔等组成。

雌虫前细后粗,形似线虫,体长为 20～25mm。口、腹吸盘较雄虫小,不显著。因肠管充满消化或半消化的血液,故雌虫呈黑褐色,常栖息于抱雌沟中,与雄虫呈合抱状态。雌虫生殖系统有卵巢、卵黄腺、卵模、梅氏腺、子宫等。卵巢椭圆形,位于虫体中后部,子宫开口于腹吸盘下方的生殖孔,内含 50～300 个虫卵。

雌雄虫消化系统包括口、咽、食管和肠管,肠管在腹吸盘后缘水平处分为左右两支,延伸至虫体后端汇合成盲管(图 2-7)。

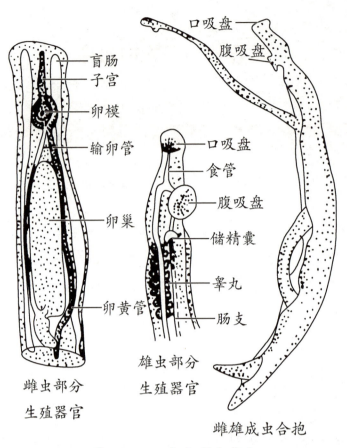

図2-7　日本血吸虫成虫

（图中标注）
盲肠
子宫
卵模
输卵管
卵巢
卵黄管
雌虫部分生殖器官

口吸盘
食管
腹吸盘
储精囊
睾丸
肠支
雄虫部分生殖器官

口吸盘
腹吸盘
雌雄成虫合抱

（二）虫卵

椭圆形，淡黄色，大小平均为 $89\mu m \times 67\mu m$，无卵盖，卵壳较薄，厚薄均匀，表面常附有宿主肠内残留物，卵壳一侧有一小棘，是日本血吸虫卵的重要标志。排出的虫卵多为成熟卵，内含一条毛蚴，毛蚴和卵壳之间常有油滴状头腺分泌物，是可溶性虫卵抗原（SEA）的主要成分。

（三）毛蚴

呈梨形或长椭圆形，两侧对称，大小 $99\mu m \times 35\mu m$，周身被有纤毛，纤毛为其活动器官。前端呈嘴状突起，称为顶突。体内前部中央有1个顶腺和2个侧腺，侧腺也称头腺，位于顶腺稍后的两侧，呈长梨形，可分泌 SEA，它们均开口于顶突。

（四）尾蚴

血吸虫的尾蚴属叉尾型，分为体部和尾部，体部长 $100\sim150\mu m$，尾部又分为尾干和尾叉，尾干长 $140\sim160\mu m$，尾叉长 $50\sim70\mu m$，体部含有1个头腺和5对穿刺腺，尾部分叉是血吸虫尾蚴的特征。

二、生　活　史

成虫寄生于人和多种哺乳动物的门脉－肠系膜静脉系统。雌虫在静脉末梢内产卵，约经 11 日发育为内含毛蚴的成熟虫卵。毛蚴分泌物透过卵壳,可直接溶解破坏血管壁,还可以引起免疫病理损伤,使周围组织发生溃疡坏死,同时肠蠕动、腹内压增加,致使坏死肠壁组织向肠腔破溃,虫卵便随破溃组织落入肠腔,随粪便排出体外。

虫卵随粪便入水,在适宜温度(25~30℃)下,经 2~32h 卵内毛蚴孵出。毛蚴在水中遇到中间宿主钉螺,侵入螺体经母胞蚴、子胞蚴等无性繁殖阶段,形成大量尾蚴。发育成熟的尾蚴自螺体逸出,常分布于水的表层。人或其他哺乳动物接触含有尾蚴的疫水时,尾蚴钻入宿主,脱去尾部,发育为童虫。童虫侵入末梢淋巴管或血管,随血流或淋巴循环经右心、肺动脉,穿过肺泡小血管入肺静脉,再由左心进入体循环,到肠系膜上下动脉,穿过毛细血管进入门静脉,发育到一定程度,雌、雄成虫合抱,移行到门脉-肠系膜静脉系统定居,交配产卵。自尾蚴侵入宿主至成虫产卵需 3~4 周,成虫寿命为 3~5 年,有的长达 40 年(图 2-8)。

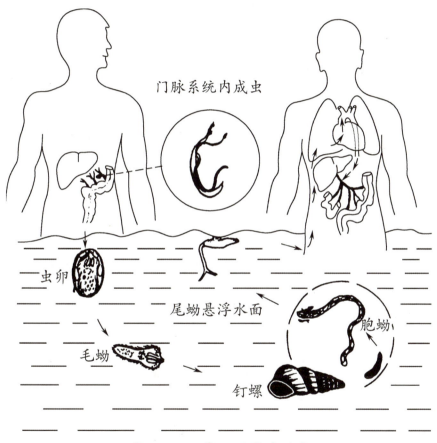

图 2-8　日本血吸虫生活史

三、致　病

血吸虫的尾蚴、童虫、成虫和虫卵对宿主均有致病作用,其中以虫卵致病最为严重。

(一)尾蚴所致损害

尾蚴侵入宿主皮肤,可引起局部丘疹、瘙痒等症状,多在接触疫水后数小时出现,称尾蚴性皮炎,为一种速发型和迟发型超敏反应。初次感染,反应不明显,多次感染者,症状逐渐加重,病理变化表现为局部毛细血管扩张充血、水肿、中性粒细胞及单核细胞浸润等。

(二)童虫所致损害

童虫在宿主体内移行时,所经过的器官(尤其是肺部)可出现毛细血管栓塞、破裂、点状出血、血管周围嗜酸性粒细胞和巨噬细胞浸润,这可能与机械性损伤、虫体代谢产物及裂解产物引起的超敏反应有关,患者可有发热、咳嗽、痰中带血、嗜酸性粒细胞增多等症状。

(三)成虫所致损害

成虫一般无明显致病作用,少数可引起轻微的机械性损害,如静脉内膜炎和静脉周围炎等。

(四)虫卵所致损害

虫卵是血吸虫的主要致病阶段。主要沉积于宿主的肝脏及肠壁血管内。卵内毛蚴释放的 SEA 从卵壳渗出,致敏 T 细胞,当相同抗原再次刺激时,致敏 T 细胞释放各种淋巴因子,吸引嗜酸性粒细胞、巨噬细胞等在虫卵周围聚集,形成虫卵肉芽肿。肉芽肿急性期易液化出现嗜酸性脓肿,随着虫卵毛蚴死亡,组织修复,上皮样细胞、成纤维细胞增生,引起肝硬化及肠壁纤维化等病变。

(五)临床表现

根据感染程度、宿主免疫状态和营养情况、治疗及时与否等因素,其表现可分为急性期、慢性期和晚期三种类型。

1. 急性血吸虫病　多见于初次感染者及慢性期、晚期血吸虫病患者再次大量感染者。临床表现为畏寒、发热、食欲减退,腹痛腹泻、肝大、脾大、肝区压痛等。

2. 慢性血吸虫病　多见于急性血吸虫病患者未经治疗,或者治疗不彻底演变而来,多无明显症状,少数表现为轻度的慢性腹泻、肝大、脾大、贫血、消瘦及乏力等。

3. 晚期血吸虫病　多因反复或大量感染,未经及时治疗或治疗不彻底,逐渐演变而致,可出现肝纤维化门静脉高压综合征、生长发育严重障碍或结肠壁增厚、巨脾等症状。

四、实验室诊断

(一)病原学诊断

从粪便内查到虫卵或孵化出毛蚴,或者于直肠黏膜活组织中检获虫卵是确诊血吸虫病的依据。

1. 生理盐水直接涂片法　操作简便,但检出率低,轻度感染者容易漏检,仅适用于急性期和重度感染者。

2. 尼龙袋集卵法　适用于大规模普查,若尼龙袋处理不当易造成交叉污染。

3. 毛蚴孵化法　可采用全部粪便沉渣,发现虫卵的机会较大,提高检出率,适用于慢性感染及轻度感染者。

4. 加藤厚涂片法　可作虫卵计数,用于测定人群的感染度和考核防治效果。

5. 直肠黏膜活组织检查　适用于不易查找虫卵的慢性及晚期血吸虫病患者,易发现沉积于直肠黏膜内的虫卵,但此法有一定的局限性和危险性。

（二）免疫学诊断

一般皮内试验(ID)与粪检虫卵阳性的符合率为 90% 左右,但易出现假阳性,简便、快速,可用于疫区普查筛选;酶联免疫吸附试验(ELISA)敏感性高,特异性强,可反映抗体水平,阳性检出率为 95%～100%。

五、流行与防治

（一）流行

日本血吸虫病流行于亚洲的中国、菲律宾及印度尼西亚。我国主要流行于长江流域及以南的四川、湖北、安徽、江苏、上海、浙江、湖南、江西、广东、广西、福建、云南等 12 个省(自治区、直辖市),受威胁人口超过 1 亿。经过几十年的努力,多数地区已经达到消灭和基本消灭血吸虫病的标准。但某些水位难以控制的江湖洲滩地区及地理环境复杂的山区,仍有血吸虫病的流行趋势。

日本血吸虫病是人兽共患寄生虫病,传染源包括患者、带虫者和储存宿主(牛、犬、猪、鼠、兔等)。传播途径的三个重要环节包括含有血吸虫虫卵的粪便污染水源、中间宿主钉螺的存在以及人群接触疫水。人类对日本血吸虫普遍易感,11～20 岁人群为感染高峰年龄段,可能与疫水接触机会有关。

我国血吸虫病流行区,按地理环境、钉螺分布以及流行病学特点可分为 3 种类型,即平原水网型、山区丘陵型和湖沼型。

（二）防治

控制传染源,查治患者、带虫者及病畜,目前首选药物吡喹酮;消灭中间宿主钉螺;不用新鲜粪便施肥,加强粪便与水源管理,避免与疫水接触。

> **章末小结**
>
> 　　本章学习重点是常见吸虫虫卵形态、生活史、实验诊断方法以及流行因素。学习难点为吸虫的成虫形态与致病。在学习过程中注意各种吸虫的虫卵形态鉴别、生活史要点区分。成虫除血吸虫外,均为雌雄同体,虫卵除血吸虫外均有卵盖,生活史中均需中间宿主淡水螺经历无性世代发育成尾蚴或囊蚴,在脊椎动物体内完成有性世代发育为成虫,均属于生物源性蠕虫。粪便管理是消灭各种吸虫的重要措施,治疗各种吸虫首选吡喹酮。要求学生在实验操作时,注意操作规范和生物安全问题,提高运用寄生虫检验基本技术对吸虫标本进行检验的能力。

（尹培兰　葛会美）

一、名词解释

1. 尾蚴性皮炎

2. 幼虫移行症

二、填空题

1. 人体寄生虫中虫卵最小的是_____,虫卵最大的是_____。

2. 华支睾吸虫、姜片虫、卫氏并殖吸虫、日本裂体吸虫均需淡水螺为中间宿主,它们分别是_____、_____、_____、_____。

3. 吸虫纲寄生虫感染阶段方式除_____为_____,经_____感染,其余均为_____,经_____感染。

三、简答题

1. 试比较肝吸虫、姜片虫、肺吸虫、血吸虫生活史要点。

2. 华支睾吸虫病的病原学诊断方法有哪些? 哪种方法的检出率高? 常用何种方法?

3. 描述卫氏并殖吸虫的生活史过程。

4. 描述日本裂体吸虫的流行因素及防治原则。

第三章 | 绦虫纲

03章

03章 数字资源

第一节 概　　述

绦虫(tapeworm)又称带虫,属于扁形动物门绦虫纲。成虫大多寄生于脊椎动物的消化道中,生活史多为复杂型,需要1～2个中间宿主。人可以作为一些绦虫的中间宿主或终宿主。寄生人体的绦虫有30多种,分别属于绦虫亚纲的圆叶目和假叶目。常见的绦虫包括圆叶目的链状带绦虫、肥胖带绦虫、细粒棘球绦虫、微小膜壳绦虫和假叶目的曼氏迭宫绦虫等。

一、形　　态

(一)成虫

虫体白色或乳白色,扁平,分节呈链带状,左右对称,雌雄同体。虫体分头节、颈节和链体三部分。

1. 头节　细小,呈球形、梨形或指状,上有附着吸盘或吸槽,部分绦虫有顶突和小钩,小钩大小、数目和排列方式因虫种而异。通常圆叶目绦虫头节多呈球形,顶端有四个吸盘。头节顶部有能伸缩的圆形突起,称顶突,顶突周围有1~2圈棘形的小钩。吸盘有固定吸附作用外,也有使虫体移动的功能;假叶目的头节一般呈梭形,头节的背腹侧面向内凹陷形成两条沟槽。沟槽吸附能力较弱,主要功能是移动。

2. 颈节　头节后细而不分节的部分为颈节,内有生发细胞,具有较强增生能力,由此向后不断长出节片,构成链体。

3. 链体　由若干个节片组成,数目因虫种而异,少则3~4个节片,多则达数千个,根据其内部生殖器官的发育程度,分为幼节、成节和孕节。

(1) 幼节:又称未成熟节片,较小,节片宽度大于长度,内含未发育成熟生殖器官。

(2) 成节:又称成熟节片,较大,节片宽度约等于长度,内含发育成熟的生殖器官。

雌性生殖器官有分叶状的卵巢,位于节片后端腹侧。由卵巢发出输卵管,与受精囊连接,通入卵膜。卵膜外包绕梅氏腺,前接盲管状或菊花状的子宫。阴道在输卵管下方,一端膨大成受精囊,另一端开口于生殖腔。卵黄腺呈块状或滤泡状,由卵黄腺管通入卵模。雄性生殖器官有滤泡状的睾丸,数个到数百个,分布在节片两侧背面。每1个睾丸发出1支输出管,汇成输精管进入阴囊,开口于生殖腔,由生殖孔与外界相通。假叶目绦虫有子宫孔,开口于腹面。

(3) 孕节:又称妊娠节片,最大,节片长度大于宽度。圆叶目绦虫的孕节内除了充满虫卵的子宫,其余生殖器官全部退化。假叶目绦虫的孕节与成节的结构变化不大。

(二)虫卵

圆叶目绦虫卵多数呈球形,卵壳很薄,内有较厚的棕黄色胚膜,上有放射状条纹,卵内含有1个六钩蚴(图3-1)。假叶目绦虫卵与吸虫卵相似,为椭圆形,卵壳较薄,一端有卵盖,卵内含有1个卵细胞和多个卵黄细胞。

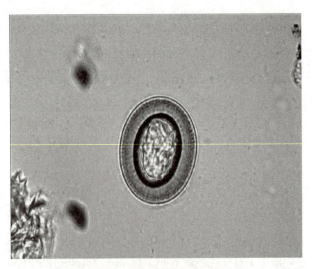

图 3-1　圆叶目绦虫虫卵

二、生　活　史

绦虫成虫寄生于脊椎动物消化道中,虫卵自子宫孔排出或随孕节脱落排出体外。圆叶目绦虫和假叶目绦虫在外界的发育有明显区别。圆叶目绦虫的生活史通常只需要1个中间宿主;假叶目绦虫生活史需要2个中间宿主,虫卵排出后必须进入水中才能继续发育。

绦虫在中间宿主体内发育的时期称为中绦期。

第二节　链状带绦虫

 案例导学

患者,女,5岁,因癫痫发作入院,颅脑MRI显示,颅内多发高度大小不等病灶。囊虫酶联免疫吸附实验阳性。其幼儿园老师曾向家长反映,小孩粪便内可见白色,扁平,一寸左右会蠕动的虫体。发病前三月有生食猪肝的接触史。

请思考:

1. 患者可能患何病?如何诊断依据是什么?

2. 该如何预防?

3. 为切实落实习总书记"没有全民健康就没有全民小康"的号召,结合防治措施,在开展社区预防宣教过程中有哪些具体措施?

链状带绦虫(*Taenia solium*)又称猪肉绦虫、猪带绦虫或有钩绦虫,成虫寄生于人体小肠内,引起链状带绦虫病,也称猪肉绦虫病、寸白虫病。幼虫寄生于人或猪的组织内,引起猪囊尾蚴病。

一、形　　态

(一)成虫

白色或乳白色,虫体分节,扁平如带状,较薄,略透明,体长2~4m。头节似球形,直径1mm左右,有4个吸盘和顶突,顶突上有小钩25~50个,排列成内外两圈。颈节纤细,直径仅约为头节一半。链体包含700~1 000个节片,幼节短而宽,成节近正方形,孕节为窄长的长方形。成节内有雌雄生殖器官各一套,睾丸150~200个,输精管向一侧横走;阴道在输精管后方,卵巢在节片后 1/3 处分为三叶,除左右两叶外,在子宫与阴道之间另有一中央小叶,卵黄腺位于卵巢之后。孕节内仅含充满虫卵的子宫,子宫向两侧分支,每侧 7 ~ 13 支,每一支又继续分支,呈不规则的树枝状。每一孕节中含 4 万左右个虫卵。

(二)虫卵

呈球形或近似球形,直径 31 ~ 43μm。卵壳很薄,多已脱落,内为棕黄色胚膜,较厚,其上有放射状条纹,内含六钩蚴。

(三)幼虫

幼虫又称囊尾蚴,为白色米粒样,半透明的囊状物,大小约 9mm×5mm,囊内充满透明囊液。囊壁有两层,外为皮层,内为间质层,间质层有一处向囊内增厚并翻卷收缩的头节。其形态结构和成虫一样(图 3-2)。

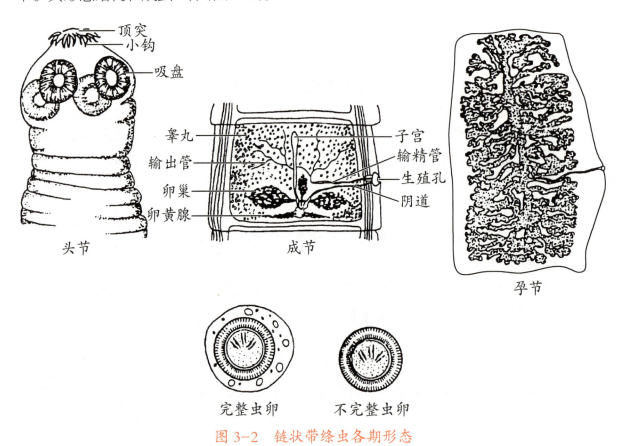

图 3-2　链状带绦虫各期形态

二、生　活　史

人是链状带绦虫的终宿主也可以是中间宿主;猪和野猪是主要的中间宿主。

(一)中间宿主体内的发育

当虫卵或孕节被中间宿主吞食,经消化液作用,虫卵胚膜破裂,六钩蚴逸出,借其小钩和分泌物作用,钻入肠壁下血管,随血流至全身各处,约经 10 周发育为囊尾蚴。囊尾蚴多见寄生在股内侧肌肉,偶见深腰肌、肩胛肌以及脑、眼等组织处。囊尾蚴寿命可达数年。被囊尾蚴寄生的猪肉俗称为"米猪肉"或"豆猪肉"。人若误食虫卵,在人体内发育成囊尾蚴。人体感染虫卵的方式有三种:①自体体内感染(患者体内已经有成虫感染,当遇到反胃、呕吐时,肠道的逆蠕动可将孕节反推入胃中引起自身感染);②自体体外感染(患者误食自己排出的虫卵而引起再感染);③异体感染(误食他人排出的虫卵引起)。

(二)终宿主体内的发育

当人误食生的或未煮熟的含囊尾蚴的猪肉后,囊尾蚴在小肠受胆汁刺激而翻出头节,附着于肠壁,经2~3个月发育为成虫并排出孕节和虫卵。成虫在人体内寿命可达25年以上(图3-3)。

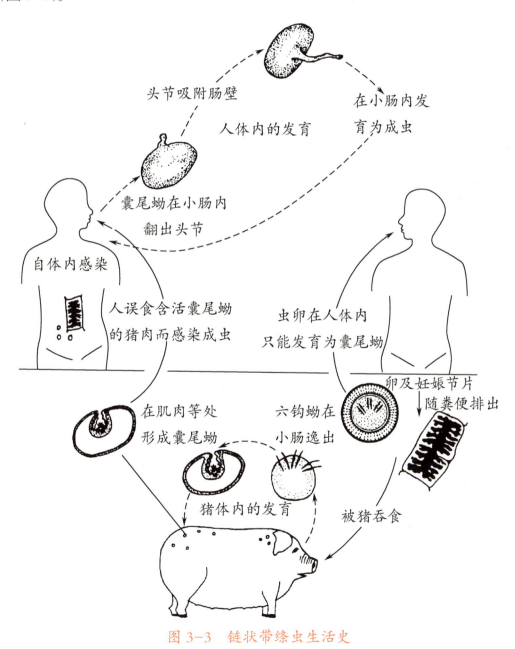

图 3-3　链状带绦虫生活史

三、致 病

（一）成虫

寄生人体小肠，多为1条，一般无明显临床表现。但由于虫体夺取营养及损伤作用，患者可出现腹痛、腹泻或便秘、恶心、乏力、消瘦、贫血及头痛、头晕、失眠等消化系统和神经系统症状。

（二）囊尾蚴

囊尾蚴病是严重危害人体的寄生虫病之一，俗称囊虫病，危害程度因囊尾蚴寄生部位和数量而不同。寄生于人体的囊尾蚴可有1个至数万个，寄生部位很广，主要引起脑囊尾蚴病、眼囊尾蚴病、皮下囊尾蚴病等。

四、实验室诊断

（一）病原学诊断

1. 查成虫　对可疑患者应粪便检查头节和孕节，必要时可试验性驱虫；将检获的头节或孕节进行压片后，观察头节上的吸盘和顶突小钩、孕节的子宫分支情况及数目即可确诊，并与肥胖带绦虫相鉴别。

2. 查囊尾蚴　手术摘除皮下囊尾蚴结节或深部组织结节后压片检查头节。

（二）免疫学诊断

常用间接红细胞凝集试验（IHA）、酶联免疫吸附试验（ELISA）、斑点酶联免疫吸附试验（DOT-ELISA）等。

五、流行与防治

（一）流行

链状带绦虫病呈世界性分布。我国29个省（自治区、直辖市）有报道，主要分布在云南、四川、黑龙江、吉林、山东、河北、河南等地。猪的饲养和管理不善及人生食或半生食猪肉的饮食习惯是造成本病流行的主要因素。有的地区人无厕所猪无圈，或者厕所和猪圈合二为一，易造成猪的感染，流行地区的人们有生食或半生食猪肉的饮食习惯，易导致囊尾蚴感染。其次，切生肉熟肉均使用同一刀、砧板，也会造成交叉污染。

（二）防治

注意个人卫生，不食用生的或未充分煮熟的肉类；积极治疗患者、带虫者；加强肉品的卫生检查，严禁"米猪肉"的销售，建圈养猪、粪便无害化处理以免污染水源；切生熟肉刀和砧板要分开。治疗可用中药槟榔和南瓜子合剂,西药吡喹酮、阿苯达唑等均有较好驱虫效果。

第三节　肥胖带绦虫

肥胖带绦虫(*Taenia saginata*)曾称肥胖带吻绦虫,又称牛肉绦虫、牛带绦虫,成虫寄生于人体小肠,引起牛带绦虫病。肥胖带绦虫形态(图3-4)和生活史与猪带绦虫相似。

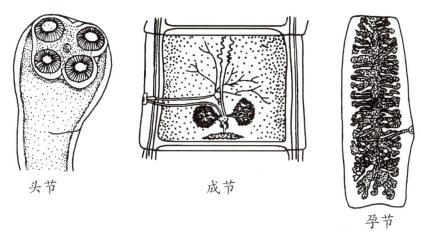

头节　　　　　　　　成节　　　　　　　　孕节

图 3-4　肥胖带绦虫

一、形　　态

肥胖带绦虫成虫长 4~8m,虫体较肥厚,不透明,乳白色或米黄色,链体由 1 000~2 000 个节片组成。头节略方形,直径 1.5~2.0mm,无顶突及小钩。成节卵巢分 2 叶,子宫前端常可见短小的分支。孕节子宫分支较整齐,单侧分支 15~30 支。囊尾蚴头节无顶突及小钩,不寄生于人体。肥胖带绦虫虫卵与链状带绦虫虫卵相似,形态无区别。

二、生　活　史

人是肥胖带绦虫唯一终宿主,成虫寄生于人体小肠,靠体壁吸收营养,当子宫内虫卵成熟后,孕节从虫体脱落,肥胖带绦虫孕节多单个节片脱落,脱落的节片随粪便排出体外或主动钻出肛门。当中间宿主牛吞食到孕节或虫卵后,虫卵内的六钩蚴在其小肠孵出,钻入肠壁,随血液循环到达全身各处,尤其是运动较多的股、肩、心、舌等肌肉内,发育为囊尾蚴。人如果生食或半生食带有囊尾蚴的牛肉,在消化液的作用下,囊尾蚴的头节翻卷出来并吸附于肠壁,经 8~10 周发育为成虫。成虫寿命可达 20~30 年。

三、致　病

肥胖带绦虫患者一般无明显症状,仅时有腹部不适,消化不良、腹泻或体重减轻等症状。由于孕节活动力较强,患者多能发现自己排出节片,当孕节自肛门逸出可引起肛门瘙痒。脱落的孕节在肠道移动受回盲瓣阻挡可引起回盲部剧痛。偶尔可引起阑尾炎、肠梗阻等并发症。

四、实验室诊断

由于肥胖带绦虫孕节活动力强,常自动逸出肛门,引起患者重视,因此询问病史对肥胖带绦虫诊断具有重要价值。检测孕节和虫卵方式与链状带绦虫相同。

五、流行与防治

肥胖带绦虫呈世界性分布,在多食牛肉,特别有生食或半生食牛肉习惯的地区容易形成流行,一般地区多发生散在感染。我国 20 多个省(自治区、直辖市)有肥胖带绦虫感染报道。造成流行主要因素是带绦虫患者的粪便污染牧草和水源以及人们食用牛肉方法不当。肥胖带绦虫虫卵在自然界可存活 8 周或更长,牛常因吃到被虫卵污染的牧草和水源而被感染,甚至有的地区人畜共处一楼,人住楼上,楼下是牛圈,人粪直接排入牛圈内,增加牛感染机会。而生食或半生食牛肉习惯又造成人群感染。非流行区偶见由于生熟砧板未分开使用,导致误食牛囊尾蚴而感染。

防治原则与链状带绦虫相似。

链状带绦虫与肥胖带绦虫主要区别见表 3-1。

表 3-1　链状带绦虫和肥胖带绦虫区别

主要区别	链状带绦虫	肥胖带绦虫
虫体长度	2~4m	4~8m
节片	700~1 000 节	1 000~2 000 节
透明度	略透明、较薄	不透明、较厚
头节	球形,直径约 1mm,有顶突和 2 圈小钩	略呈方形,直径 1.5~2.0mm,无顶突及小钩
成节	卵巢分为 3 叶,即左右两叶和中央小叶	卵巢分 2 叶,子宫前端常可见短小的分支

主要区别	链状带绦虫	肥胖带绦虫
孕节	子宫分支不整齐,每侧为7~13支	子宫分支较整齐,每侧约15~30支
囊尾蚴	头节具顶突和小钩,可寄生人体引起囊尾蚴病	头节无顶突及小钩,不寄生于人体
终宿主	人	人
中间宿主	人、猪	牛
所致疾病	猪带绦虫病、猪囊尾蚴病	牛带绦虫病
实验诊断	粪便检查孕节或虫卵;组织囊尾蚴活检	粪便检查孕节或虫卵
预防	粪便无害化处理、注意饮食卫生、加强肉类检查、禁止出售"米猪肉"	不吃生牛肉或不熟的肉、加强肉类检查,禁止出售含囊尾蚴的牛肉
治疗	常用槟榔、南瓜子合剂疗法,其他还有吡喹酮、阿苯达唑等	同左侧

第四节　细粒棘球绦虫

 案例导学

患者,女,8岁,牧民子女,因腹痛腹胀,伴厌食,体重减轻入院治疗。体格检查:腹部稍膨隆,上腹部确诊可及肝脏肿大,表面不光滑,局部凸起。辅助检查:嗜酸性粒细胞升高,达 0.18×10^9/L;腹部CT:肝脏增大,可见多发囊肿,最大达6cm,肝囊肿活检提示棘球蚴病,同时血清病原学检查阳性。给予阿苯达唑治疗,1个月后腔镜手术切除35个包虫囊肿,术后随访4个月,已无症状。

请思考:

1. 本案例患者是如何感染上的?

2. 结合本案例谈谈如何预防此类疾病?

3. 结合所学知识,在治疗过程中如何建立良好的医患关系?

细粒棘球绦虫(*echinococcus granulosus*)又称包生绦虫,成虫寄生于犬科动物小肠,幼虫(称棘球蚴或包虫)寄生于多种食草类家畜和人体,引起一种严重的人兽共患病,称棘球蚴病或包虫病。

一、形 态

（一）成虫

细粒棘球绦虫是绦虫中体型最小的,体长 2~7mm,头颈节、幼节、成节和孕节各一节。头节略呈梨形,有顶突和 4 个吸盘。顶突伸缩力很强,上有两圈小钩 28~48 个,呈放射状排列。各节片均为扁长形,生殖孔位于节片一侧中部,子宫呈不规则的分支和侧囊,含 200~800 个虫卵(图 3-5,见书末)。

（二）虫卵

细粒棘球绦虫卵与猪、牛带绦虫卵基本相同,在光镜下难以区别。

（三）棘球蚴

棘球蚴是细粒棘球绦虫幼虫,圆形囊状体,随寄生宿主、寄生部位、寄生时间长短不同,直径从一厘米至数十厘米。囊壁分两层,外层为角皮层,厚约 1mm,乳白色、半透明,易破裂。内层为生发层亦称胚层,厚约 20μm,具有细胞核,生发层紧贴在角皮层内,并向囊内长出原头蚴和育囊。原头蚴呈椭圆形或圆形,大小为 170μm×122μm,为向内翻卷收缩的头节。育囊亦称生发囊,是具有一层生发层的小囊,直径约 1cm,由生发层的有核细胞发育而来,在小囊壁上生成数量不等的原头蚴,多者可达 30~40 个。囊腔内充满无色透明或淡黄色囊液,对人体有抗原性。原头蚴可向育囊内生长,形成原头蚴、生发囊、子囊(图 3-6,见书末)、孙囊及孙孙囊并脱落悬浮在囊液中,称为棘球蚴砂(图 3-7)。

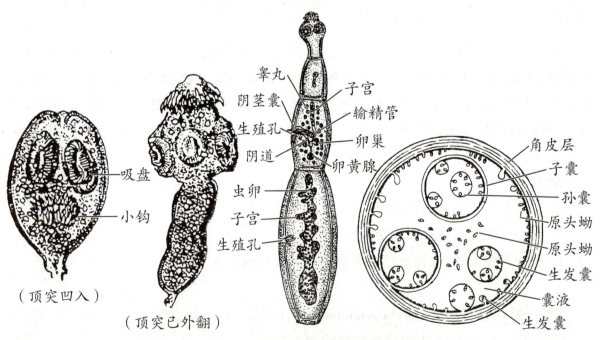

图 3-7　细粒棘球绦虫各期形态

二、生 活 史

细粒棘球绦虫终宿主是犬和狼等食肉动物;中间宿主是羊、牛、骆驼、猪和人等(图3-8)。

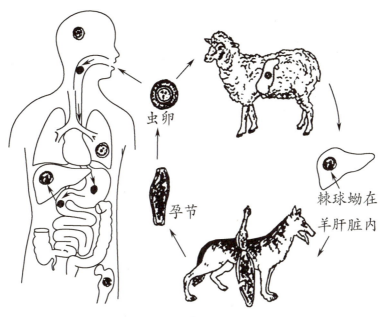

图 3-8　细粒棘球绦虫生活史

1. 在终宿主内的发育　棘球蚴被犬、狼等动物吞食到小肠后,其所含的每个原头蚴都可发育为一条成虫。故犬、狼肠内寄生的成虫可达数千至上万条。从感染至发育成熟并排出虫卵和孕节约需8周时间。大多数成虫寿命5~6个月。

2. 在中间宿主内的发育　当中间宿主吞食了虫卵和孕节后,六钩蚴在其肠内孵出,钻入肠壁,经血流至肝、肺等器官,经3~5个月发育成直径为1~3cm的棘球蚴。随棘球蚴大小和发育程度不同,囊内原头蚴可由数千至数万,甚至数百万个。原头蚴在中间宿主体内播散可形成新的棘球蚴,寿命可达40余年。

三、致 病

棘球蚴对人体的危害以机械损害为主,严重程度取决于棘球蚴体积、数量、寄生时间和部位;如棘球蚴液溢出可引起严重过敏性反应。常见症状有:

1. 局部压迫和刺激症状　寄生于肝有肝区疼痛;寄生于肺出现呼吸急促、胸痛;寄生于颅脑则引起头痛、呕吐、癫痫;骨棘球蚴常发生于骨盆、椎体的中心和长骨的干骺端,破坏骨质,造成骨折或骨碎裂。

2. 包块　位置表浅的棘球蚴可在体表形成包块,触之坚韧,压之有弹性,叩诊时可有棘球蚴震颤。

3. 过敏症状　常有荨麻疹、血管神经性水肿和过敏性休克等。

4. 中毒和胃肠功能紊乱　如食欲减退、体重减轻、消瘦、发育障碍和恶病质等。

四、实验室诊断

1. 病原学诊断　病原学检查是确诊依据。可手术取出棘球蚴或从痰、胸膜积液、腹水或尿等检获棘球蚴碎片或原头蚴等。

2. 免疫学诊断　常用卡松尼皮内试验,阳性率达 78.6% ～ 100%。其他还有酶联免疫吸附试验(ELISA)、对流免疫电泳(CIE)和间接血凝试验(IHA),均较敏感。

五、流行与防治

(一)流行

棘球蚴病呈世界性分布,我国是世界上棘球蚴病流行最严重的国家之一,主要流行区在我国西部和北部广大农牧地区,即新疆、青海、甘肃、宁夏、西藏、内蒙古和四川 7 个省(自治区),其次是陕西、山西和河北部分地区。流行因素:①虫卵对环境的污染;②人畜的接触。儿童喜欢与家犬亲昵,很易受到感染,成人感染可因从事剪羊毛、挤奶、加工皮毛等引起,此外,通过食入被虫卵污染的水、蔬菜或其他食物也可受染;③家犬和野生动物的感染。因以病畜内脏喂狗,或将其随地乱抛致使野犬、狼、豺等受到感染,从而又加重羊、牛感染,使流行愈趋严重。

(二)防治

1. 加强健康教育,提高防病意识,避免感染。

2. 加强对屠宰场和个体屠宰户的检疫,及时处理病畜内脏,根除以病畜内脏喂犬和乱抛的陋习。

3. 定期为家犬、牧犬驱虫,以减少传染源。

4. 棘球蚴病的治疗,首选外科手术,术中应注意务必将虫囊取尽并避免囊液外溢造成过敏性休克或继发性腹腔感染。对早期的小棘球蚴,可使用药物治疗,目前以阿苯达唑疗效最佳,亦可使用吡喹酮、甲苯达唑等。

第五节　曼氏迭宫绦虫

案例导学

患者,男,40岁。有生食生饮蛇胆汁与蛇血酒史,近期左眼结膜下有包块两日余伴眼红眼痒入院。体格检查:左侧结膜5~7点有一囊状突起,灰白色。手术探查,术中打开筋膜囊,见一条白色长带形物。取出后该物呈长带状,白色,约25cm,头端膨大,中央有一明显凹陷,具有不规则横皱褶,后端呈钝圆形,活时伸缩能力很强。经检验鉴定为曼氏迭宫绦虫裂头蚴。

请思考:

1. 该患者是怎样感染的?

2. 本病的主要预防方法是什么?

3. 结合本案例,应如何宣传针对该虫的防治措施?

曼氏迭宫绦虫(*spirometra mansoni*)又称孟氏裂头绦虫,成虫主要寄生在猫科动物,偶然寄生于人体,但中绦期裂头蚴可在人体寄生,导致曼氏裂头蚴病,其危害远比成虫大。

一、形　态

(一)成虫

成虫长60~100cm,宽0.5~0.6cm。头节细小,并指状,其背、腹面各有一条纵行的吸槽。颈部细长,链体节片约1 000个,宽均大于长。成节和孕节结构相似,均有发育成熟的雌、雄性生殖器官。肉眼可见到每个节片中部凸起一重叠盘曲的子宫(图3-9)。

(二)虫卵

虫卵似吸虫卵,椭圆形,两端稍尖,呈浅灰褐色,卵壳较薄,大小为(52~76)μm×(31~44)μm,一端有卵盖,卵内有一卵细胞和若干卵黄细胞。

(三)裂头蚴

裂头蚴为长带状,白色,约300mm×0.7mm,头端膨大,中央有一明显凹陷,与成虫头节略相似;体不分节但具有不规则横皱褶,后端多呈钝圆形,活时伸缩能力很强(图3-10)。

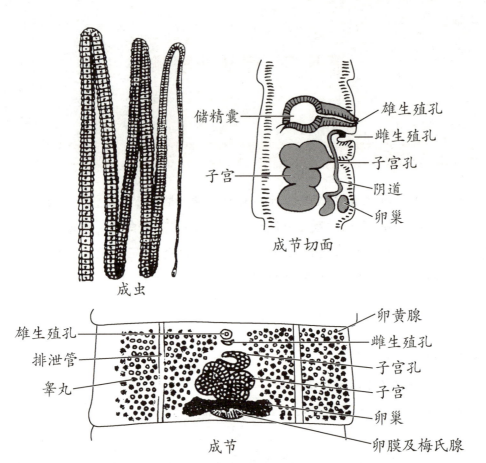

储精囊
雄生殖孔
雌生殖孔
子宫孔
阴道
子宫
卵巢

成节切面

成虫

雄生殖孔
排泄管
睾丸

卵黄腺
雌生殖孔
子宫孔
子宫
卵巢
卵膜及梅氏腺

成节

图 3-9　曼氏迭宫绦虫成虫

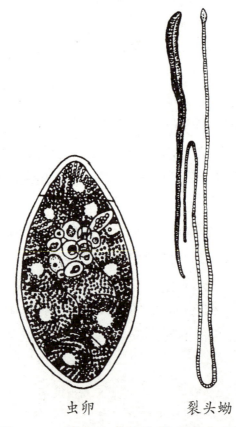

虫卵　　　　裂头蚴

图 3-10　曼氏迭宫绦虫的虫卵和幼虫

二、生　活　史

　　曼氏迭宫绦虫的生活史中需要3～4个宿主。终宿主主要是猫和犬,此外还有虎、豹、狐等食肉动物;第一中间宿主是剑水蚤,第二中间宿主主要是蛙。蛇、鸟类和猪等多种脊椎动物可作其转续宿主。人可成为它的第二中间宿主、转续宿主甚至终宿主。

　　成虫寄生于猫和犬等终宿主小肠内。虫卵随粪便排出体外,在适宜的水温下,经3～5周发育成钩球蚴,当钩球蚴被第一中间宿主剑水蚤吞食后,脱去纤毛,钻入肠壁下血管发育成原尾蚴。带有原尾蚴的剑水蚤被第二中间宿主蝌蚪吞食后,逐渐发育成裂头蚴。裂头蚴具有很强的收缩和移动能力,常迁移至蛙大腿或小腿肌肉中寄居。当受染的蛙被蛇、鸟类或猪等非正常宿主吞食后,裂头蚴不能在其肠中发育为成虫,而是穿出肠壁,移居到腹腔、肌肉或皮下等处继续生存,蛇、鸟、兽即成为其转续宿主。猫、犬等终宿主吞食了带有裂头蚴的第二中间宿主蛙或转续宿主后,裂头蚴逐渐在其肠内发育为成虫。人既是中间宿主又是终宿主,成虫在人体大约3年左右(图3-11)。

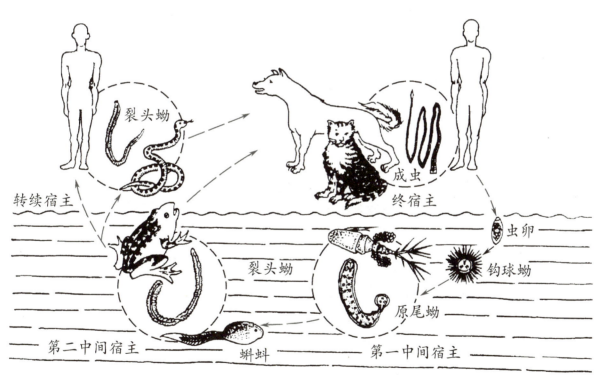

图 3-11　曼氏迭宫绦虫生活史

三、致　　病

　　裂头蚴寄生于人体引起曼氏裂头蚴病,其严重程度因裂头蚴移行和寄居部位不同而异。主要引起眼裂头蚴病、皮下裂头蚴病、口腔颌面部裂头蚴病、脑裂头蚴病和内脏裂头蚴病。

裂头蚴病

裂头蚴病主要有：①眼裂头蚴病，最常见，多累及单侧眼睑或眼球，眼睑红肿，结膜下可有游动性、直径1cm左右的肿块或条索状物。患者有畏光流泪、微疼奇痒或有虫爬感等症状。眼球内裂头蚴会导致患者失明；②皮下裂头蚴病，常累及躯干表浅部，表现为游走性皮下结节，直径0.5~5cm，局部可有瘙痒、虫爬感等；③口腔颌面部裂头蚴病，常在口腔黏膜或颊部皮下出现硬结，患处红肿发痒或有虫爬感，并多有小白虫（裂头蚴）逸出史。

四、实验室诊断

成虫感染可用粪检虫卵或孕节进行确诊。裂头蚴病主要是组织活检虫体或动物感染实验，用裂头蚴抗原可以免疫辅助诊断。

五、流行与防治

（一）流行

曼氏迭宫绦虫分布很广，但成虫感染并不多见，人体感染裂头蚴主要是民间用生蛙肉敷贴伤口或脓肿来治疗疮疖和疼痛；吞食生的或未煮熟的蛙、蛇、鸡等陋习引起的。

（二）防治

主要是加强健康教育。不用蛙肉敷贴，不食生的或未煮熟的肉类，不饮生水以防感染。

成虫感染可用吡喹酮、阿苯达唑等药驱除。

裂头蚴主要靠手术摘除，术中注意务将虫体尤其是头部取尽，方能根治，也可用40%酒精普鲁卡因2~4ml局部注射杀虫。

增殖裂头蚴病治疗困难，多用保守疗法。

> **章末小结**
>
> 本章学习重点：绦虫虫体分节呈链带状，虫体由头节、颈节和链体构成；链状带绦虫主要中间宿主是猪，肥胖带绦虫中间宿主是牛；人是细粒棘球绦虫的中间宿主，人是曼氏迭宫绦虫的转续宿主；链状带绦虫的感染阶段包括囊尾蚴和虫卵，前者引起猪带绦虫病，后者引起囊虫病；肥胖带绦虫感染阶段为囊尾

蚴引起牛带绦虫病;细粒棘球绦虫的感染阶段是虫卵;曼氏迭宫绦虫的幼虫裂头蚴可寄生于人体引起裂头蚴病,感染方式主要是生食蛙或用生蛙肉敷贴伤口。本章学习难点是链状带绦虫、曼氏迭宫绦虫生活史。在学习过程中注意人体感染链状带绦虫虫卵的方式包括自体内感染、自体外感染、异体感染;人可以是链状带绦虫的中间宿主,也可以是链状带绦虫的终宿主。

(李　英　苏定志)

 思考与练习

一、名词解释

1. 中绦期
2. 棘球蚴砂

二、简答题

1. 猪带绦虫卵是如何离开人体的?
2. 如何诊断猪囊虫病? 应该怎样进行预防和治疗?
3. 人体是如何感染棘球蚴的? 它对人体有什么危害?
4. 猪带绦虫和牛带绦虫对人体的危害有何不同? 在诊断中如何鉴别?
5. 家中养犬、猫可能会造成哪些绦虫感染? 应该怎样进行预防和治疗?

第二篇 ｜ 医学原虫

原虫是能独立完成感觉、运动、摄食、排泄和生殖等全部生命活动的单细胞真核生物。原虫分布广泛,种类繁多,寄生于人体的致病性原虫以及与人体处于共栖状态的非致病性原虫(如结肠内阿米巴)统称为医学原虫。

现已发现的医学原虫约40余种,其中能引起人体发病、危害健康的有10余种,如溶组织内阿米巴、疟原虫和弓形虫等,均可引起区域或广泛流行的寄生虫病。

一、形　态

原虫大小不等,介于2~200μm,其形态因种或种内不同的生活阶段而异,没有固定的外形,但基本结构均由细胞膜、细胞质和细胞核三部分构成。

1. 细胞膜　又称质膜或表膜,包在虫体表面,使原虫保持一定的形状,维持自身的稳定。参与摄食、排泄、运动、感觉、侵袭和逃避宿主攻击等多种生物学功能,还具有不断更新的特点,因此具有很强的免疫原性。

2. 细胞质　由基质、细胞器和内含物组成。

有些原虫的基质有内、外质之分。外质透明,呈凝胶状,具有运动、摄食、排泄、呼吸、感觉和保护等功能;内质呈溶胶状,是营养物质储存和新陈代谢的主要场所。也有些原虫基质均匀,无内、外质之分。

细胞器按功能分为:①膜质细胞器:主要由胞膜分化而成,包括线粒体、高尔基复合体、内质网及溶酶体等,大多参与合成代谢;②运动细胞器:为原虫分类的重要标志,按性状分为无定形的伪足、细长的鞭毛和短而密的纤毛三种;③营养细胞器:部分原虫拥有胞口、胞咽及胞肛等帮助取食、排废。

内含物包括各种食物泡,营养储存小体(淀粉泡、拟染色体等),代谢产物(色素等)和共生物(病毒颗粒)等。特殊的内含物也可作为虫种的鉴别标志。

3. 细胞核　位于细胞质内,由核膜、核质、核仁及染色质组成,为原虫得以生存、繁衍的主要构造。寄生性原虫的核型分为两种。①泡状核:圆形,核仁位于中央或略偏位,少量染色质粒分布于核质或核膜内缘,如阿米巴的核;②实质核:体积较大,形状不一,大量染色质分散于少量核质中,具一个以上核仁,染色较深,如纤毛虫的核。经特殊染色后,细胞核的形态特征是鉴别某些医学原虫的重要依据。

二、生　　理

1. 运动　多数原虫借运动细胞器进行移位、摄食、防卫等活动。运动方式有伪足运动（如阿米巴原虫），鞭毛运动（如阴道毛滴虫）和纤毛运动（如结肠小袋纤毛虫）。没有细胞器的原虫也可借助体表构造进行滑动和小范围扭动（如疟原虫）。具有运动、摄食和生殖能力的原虫生活史期统称为滋养体期。有些原虫的滋养体在不良条件下分泌外壁会形成不活动的包囊或卵囊，用以抵抗不良环境，实现宿主转换，成为传播上的重要环节。

2. 营养　原虫生活在富有营养的宿主内环境，一般可通过吞噬、胞饮、表膜渗透和胞口摄入等方式摄取营养。

3. 代谢　原虫的代谢方式为兼性厌氧代谢和有氧代谢。代谢产物可通过表膜渗透、伸缩泡和胞肛等排出，也可在虫体分裂时释放。

4. 生殖　原虫具有无性生殖和有性生殖两种生殖方式，部分原虫的生活史发育有世代交替现象，即无性生殖和有性生殖两种方式交替进行，如疟原虫在人体内行无性生殖，而在蚊体内行有性生殖。

三、生活史类型

医学原虫的生活史包括原虫生长、发育和繁殖的各个阶段。根据各种原虫的传播方式，可将其生活史分为以下三种类型。

1. 人际传播型　该类原虫生活史简单，完成生活史只需一个宿主，通过接触或中间媒介方式传播给人。

2. 循环传播型　该类原虫在完成生活史和传播过程中，需要一种以上的脊椎动物作为终宿主和中间宿主，并在两者之间相互传播。如弓形虫可在猫（终宿主）与人和多种动物（中间宿主）之间传播。

3. 虫媒传播型　该类型生活史的原虫需在吸血节肢动物体内，以无性或有性繁殖方式发育至感染阶段，然后再通过虫媒叮咬吸血使人或动物感染，如疟原虫、杜氏利什曼原虫的生活史即属此类型。

四、致　　病

原虫致病与虫体的种、株、寄生部位、感染虫数、宿主的营养与免疫状态等有关。原虫的致病特点可总结为以下3个方面：

1. 增殖及播散作用　如疟原虫经过数次红细胞内期裂体增殖后，血中原虫的密度达到阈值后即可致病。

2. 毒性作用　如溶组织内阿米巴滋养体可通过分泌的酶类物质造成宿主细胞的溶解破坏而导致肠壁溃疡。

3. 机会致病　如弓形虫、隐孢子虫等即属此类原虫,此类原虫称为机会性致病原虫。

五、分　类

根据原虫运动细胞器的有无和类型,可将其分为四个纲。叶足虫纲以伪足为运动细胞器,如溶组织内阿米巴;鞭毛虫纲以鞭毛为运动细胞器,如阴道毛滴虫;孢子虫纲无明显运动细胞器,如疟原虫;纤毛虫纲以纤毛为运动细胞器,如结肠小袋纤毛虫。常见虫种类别及寄生部位见医学原虫表1。

医学原虫表 1　常见医学原虫虫种类别与主要寄生部位

类别		虫种	寄生部位
门	纲		
肉足鞭毛门	叶足虫	溶组织内阿米巴	结肠
		结肠内阿米巴	结肠
		哈氏内阿米巴	结肠
		卡氏棘阿米巴	脑、眼
	鞭毛虫	阴道毛滴虫	泌尿生殖道
		蓝氏贾第鞭毛虫	小肠
		杜氏利什曼原虫	巨噬细胞
纤毛门	纤毛虫	结肠小袋纤毛虫	结肠
顶复门	孢子虫	疟原虫	红细胞、肝细胞
		刚地弓形虫	有核细胞
		隐孢子虫	小肠

（窦　迪）

第四章 叶足虫纲

04章 数字资源

叶足虫因其伪足作为运动细胞器做变形运动，又称阿米巴（amoeba），其生活史多经历了运动摄食期的滋养体和相对静止期的包囊两个阶段。有些生活于水体、泥土和腐烂植物中的阿米巴可经鼻咽部、损伤的皮肤黏膜、角膜等侵入人体，引起中枢神经系统及其他器官的严重损害甚至死亡；寄生于人体内的阿米巴则多生活于腔道，一般不致病，只有溶组织内阿米巴在一定条件下能侵入组织引起疾病，成为阿米巴原虫中与人体健康关系最为密切的种类。

第一节　溶组织内阿米巴

 案例导学

患者，女，42 岁，农民。腹疼腹泻一周，粪便呈酱红色有特殊腥臭味，伴里急后重。无发热，饮食可。查体：腹软，无压痛及反跳痛，无肌紧张，肝脾未及。移动性浊音（−），肠鸣音正常，直肠指诊未及异常。辅助检查：大便潜血（−），粪便中查到阿米巴原虫滋养体。

请思考：

1. 患者可能患何病？
2. 诊断依据是什么？
3. 患者个人及家庭成员，如何预防该类疾病发生？

溶组织内阿米巴（*entamoeba histolytica*），属于肉足鞭毛门，叶足纲、内阿米巴科、内阿米巴属，又称痢疾阿米巴。通常情况下生活于人体结肠腔内，无明显的致病作用，当机体全身或者肠道局部免疫力下降时则可侵入肠壁组织或其他器官组织分别引起肠阿米巴病和阿米巴性结肠炎。

一、形　态

（一）滋养体

滋养体形态多变而不规则，做定向的阿米巴运动。根据其形态结构、致病性和寄生部位分为大滋养体和小滋养体（图4-1）。

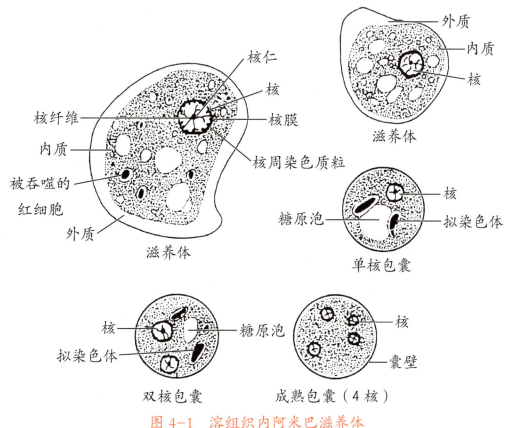

图 4-1　溶组织内阿米巴滋养体

1. 大滋养体　又称组织型滋养体。寄生于结肠壁及肠外器官组织中，常出现于患者的脓血便和脓肿组织中，是致病阶段。虫体体积较大，直径 20～60μm，运动活泼。虫体分为内质和外质,内外质界限明显,外质均匀,无色透明,常伸出伪足作定向阿米巴运动。内质呈颗粒状。内质中是否出现被吞噬的红细胞是溶组织内阿米巴大滋养体与其他肠内阿米巴区别的最重要依据。

2. 小滋养体　又称肠腔型或共栖型滋养体。寄生于肠腔中,无致病力。见于患者的稀、软便中。虫体呈圆形或椭圆形,直径为 12~30μm。运动较慢,不活泼。内质与外质界限不明显,内质中含有许多细菌而无红细胞。

滋养体的核型为泡状核,经铁苏木素染色后,滋养体结构清晰。核蓝黑色,核仁小而居中,核膜薄,核膜内侧缘的染色质颗粒大小均匀,排列整齐。

(二) 包囊

分为未成熟包囊和成熟包囊,由小滋养体在肠腔内形成。在未染色标本中,低倍镜下包囊为无色透明的圆形小体,内部结构不清;高倍镜下可见棒状的拟染色体和圆形的细胞核。碘液染色后包囊呈淡棕色或黄色,拟染色体不着色,棒状透明,糖原泡呈棕红色。铁苏木素染色后,包囊呈深蓝色,糖原泡被溶解成空泡,拟染色体呈蓝褐色(图4-2,见书末)。

1. 未成熟包囊　单核包囊和双核包囊为未成熟包囊,内有糖原泡和拟染色体,拟染色体是包囊内特殊的营养存储结构,具有鉴别意义。

2. 成熟包囊　又称四核包囊,是溶组织内阿米巴的感染阶段。呈圆球形,直径为 10~20μm,外有囊壁,内含四个细胞核。核的构造似滋养体,但体积较小。

二、生　活　史

根据感染溶组织内阿米巴后宿主是否有临床症状的出现,生活史可分为两种不同形式。

(一) 带虫者体内生活史形式

感染阶段的成熟包囊随污染的食物或水进入人体,行至小肠,经消化液的作用,虫体逸出并分裂为小滋养体。小滋养体生活在结肠腔内,以细菌、肠黏液和半消化的食物为营养,以二分裂方式增殖,形成大量小滋养体。当小滋养体继续下行,随着环境的改变,如肠内水分减少、成形粪便增多,滋养体排出内含物,虫体缩小、变圆,停止活动,形成囊前期,再分泌囊壁形成包囊,随粪便排出体外。未成熟包囊排出后可继续发育为成熟包囊。此时的宿主是非常重要的传染源。

(二) 患者体内生活史形式

当宿主全身或肠道局部的免疫力下降时,尤其是肠道内某些细菌的协同作用下,肠腔内的小滋养体借伪足运动和所分泌的溶组织酶及毒素的作用侵入人体的肠黏膜,破坏肠壁组织,吞噬红细胞转变为大滋养体。大滋养体进行二分裂繁殖,破坏、溶解肠壁组织,引起液化性坏死,病变部位以回盲部多见。当坏死组织、血液、大滋养体落入肠腔随粪便排出体外时,宿主出现阿米巴痢疾的症状。有些大滋养体还可侵入血管,随血流至肝、肺、脑等器官组织内寄生,导致不同部位的脓肿,引起肠外阿米巴病。当宿主免疫力增强时,落入肠腔内的大滋养体可转变为小滋养体,但不能直接形成包囊(图4-3)。

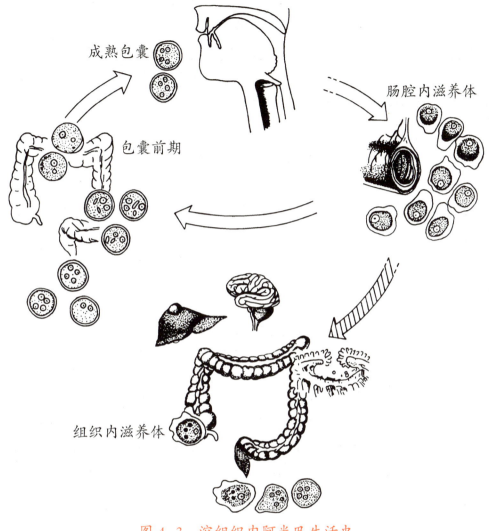

图4-3　溶组织内阿米巴生活史

三、致　病

人体感染溶组织阿米巴后,90%以上为无症状带虫者,只有少数的感染者发病。能否发病主要与虫株毒力、滋养体的侵袭力、宿主的免疫力和宿主肠道的菌群有关。

(一)致病机制

溶组织内阿米巴对宿主的侵袭力,主要表现为伪足的机械性损伤、侵袭性酶的破坏对靶细胞的接触性杀伤作用。除此之外,溶组织内阿米巴还可产生阿米巴穿孔素,对宿主细胞形成孔状破坏。

(二)临床类型

临床上将阿米巴病分为肠阿米巴病和肠外阿米巴病两种类型。

1. 肠阿米巴病　寄生在肠壁组织中的大滋养体吞噬红细胞和组织细胞,分泌溶组织酶和肠毒素,溶解破坏组织,导致组织液化性坏死,形成口小底大"烧瓶"状溃疡。患者表现为恶心、呕吐、厌食、胃肠胀气、腹痛、腹泻、里急后重、黏液血便,每日4~6次,甚至可达10~15次,粪便含脓血黏液,呈酱红色,有特殊的腐败腥臭味。重症患者,大滋养体可侵入肠壁肌肉,甚至浆膜层,并与邻近溃疡融合,致使大片黏膜脱落,可导致肠穿孔,引起急性腹膜炎。由于抗生素的广泛应用,典型的阿米巴痢疾较少见,常表现为亚急性或慢性迁延性肠炎,伴间歇性腹泻。

2. 肠外阿米巴病　在肠黏膜下层或肌层的大滋养体可侵入小静脉,随血液循环侵入肝、肺、脑等器官,引起阿米巴肝脓肿、肺脓肿、脑脓肿等,以阿米巴肝脓肿为多见。阿米巴肝脓肿主要从肠道病灶经血行播散所致,多见于青壮年,常累及肝右叶,可表现为食欲减退,畏寒、发热、右上腹疼痛。肝脓肿的滋养体通过横膈侵入肺部,也可经血行播散侵入肺部,导致肺脓肿,常见的表现有发热、咳嗽、胸痛、咳酱红色脓痰。阿米巴脑脓肿,临床常见症状有头晕、头痛、恶心、呕吐和精神异常。皮肤阿米巴病,通常由直肠病灶滋养体播散到会阴部皮肤引起(表4-1)。

表4-1　阿米巴性痢疾与细菌性痢疾的比较

项目	阿米巴性痢疾	细菌性痢疾
病原体	溶组织内阿米巴原虫	痢疾杆菌
临床表现	发病慢;发热不高;腹疼与里急后重较轻,大便次数较少,每日4~6次	发病急;多数热度较高;腹疼与里急后重严重,大便次数较多可达数十次
粪便特点	呈暗红色果酱样,有腥臭味	黏稠或水样,无臭,有黏冻
镜检	少量脓细胞、大量红细胞、大滋养体	大量白细胞,少量红细胞无大滋养体
细菌培养	不能分离出痢疾杆菌	能分离出痢疾杆菌
治疗用药	甲硝唑	抗生素

四、实验室诊断

(一)病原学诊断

取患者的粪便、痰液、穿刺液查大滋养体、包囊或小滋养体,即可确诊感染。

1. 滋养体检查

(1)直接涂片法:取患者粪便生理盐水直接涂片可查到活动的滋养体。镜检可见活动的吞噬有红细胞的大滋养体,同时镜下可见聚集成团的红细胞和少量的白细胞,有时还可见到夏科-雷登结晶体。由于阿米巴滋养体在外界中极易死亡,为了保持虫体的运动活力,便于镜下识别,所以粪便应在排出后半小时内送检,寒冷季节应注意保温,尽量治疗前送检。

标本采集时应注意:挑取黏液脓血部分;标本要新鲜,取材后立即送检;粪便不能与尿液及化学药品混合;盛放标本的器皿要干燥、洁净;注意保温;在使用抗阿米巴药物治疗前采集。

（2）肝穿刺检查:疑有阿米巴肝脓肿时,可行肝穿刺抽取脓肿边缘标本检查滋养体,注意脓液的气味和外观。

（3）活组织检查:用结肠镜直接观察结肠黏膜溃疡,在溃疡边缘钳取活组织或切片镜检,易发现大滋养体。

2. 包囊检查

（1）碘液染色法:慢性腹泻患者以检查包囊为主,经碘液染色,可显示包囊的胞核,有利于鉴别诊断。

（2）硫酸锌离心浮聚法:粪便中包囊少时,直接涂片或碘染色不易检出,使用该法可提高检出率。

（二）其他诊断

1. 免疫诊断　可用间接血凝试验、酶联免疫吸附试验（ELISA）或间接荧光抗体实验从血清检测相应的特异性抗体。

2. 影像学诊断　肠外阿米巴病,可应用超声、CT、X 线、MRI。结合免疫学和临床症状等资料,综合分析,以便早期、准确的诊断。

3. 核酸检查　近年来开展的 DNA 探针技术和聚合酶链反应技术是诊断溶组织内阿米巴感染的更有效、敏感和特异的方法,且能用于溶组织阿米巴与其他阿米巴原虫的鉴别。

五、流行与防治

（一）分布

溶组织内阿米巴感染呈世界性分布,主要流行于热带和亚热带地区,感染状况与区域经济发展水平、公共卫生条件、个人卫生习惯以及机体的免疫力关系密切,经济不发达、卫生条件差的地区,新生儿、孕妇、哺乳期妇女等免疫力低下人群感染率高。我国各地均有分布。

（二）流行因素

影响溶组织阿米巴流行的主要因素有:①传染源外排包囊的数量大:溶组织阿米巴的传染源主要为排出包囊的无症状带虫者和既能排出滋养体也能排出包囊的慢性病患者。1 个带虫者每日可持续排出 100 万～3.5 亿个包囊。②包囊的抵抗力较强,在适当温湿度条件下可生存数周,并保持感染力,自来水中的余氯不能杀死包囊,因此饮用水被污染成为溶组织阿米巴感染的重要来源。③传播方式多样:包囊除可直接污染手指、食物、水源等,造成人际间的粪 – 口途径传播。此外,经蝇或蟑螂机械携带传播,在该病的流行上也起着重要的作用。

(三)防治原则

综合性的防治措施可以有效地切断溶组织内阿米巴的传播。加强卫生宣传教育,注意饮食、饮水和个人卫生,做到饭前、便后洗手。加强粪便管理和水源防护。消灭、控制蝇和蟑螂等传播媒介。治疗患者和带虫者,治疗药物首选甲硝唑,中药大蒜素、白头翁等有一定的疗效。

第二节　其他阿米巴

除溶组织内阿米巴外,寄生于人体的其他阿米巴原虫有结肠内阿米巴、哈氏内阿米巴、微小内蜒阿米巴、布氏阿米巴等,均为肠道共栖原虫,一般不侵入组织,无致病作用。但在重度感染或宿主免疫力下降时,偶可引起肠功能紊乱和腹泻,通常不需治疗。人体肠腔内其他阿米巴大小形态特点如表4-2。

表4-2　人体肠腔内其他阿米巴原虫特征

项目			结肠内阿米巴	哈氏内阿米巴	微小内蜒阿米巴	布氏阿米巴
滋养体	直接涂片	大小 /μm	20～50	3～12	6～20	6～15
		活动力	迟缓,无定向运动,伪足较钝	迟缓,定向运动	迟缓,无定向运动,伪足不透明	迟缓,伪足多,无定向运动
		胞质	内、外质分界不清,内质粗颗粒状,多空泡	内、外质分界不清,内质细颗粒状	内、外质分界不清,内质粗颗粒状	内、外质分界不清,内质粗颗粒状
		胞核	1个,可见	1个,不易看到	1个,偶可看到	1个,偶可看到
	铁苏木素染色	吞噬物	细菌、碎屑	细菌	细菌、碎屑	细菌、碎屑
		胞核	小,常位于中央	小,常位于中央	偏位或位于中央	可位于中央
		核仁	大,常偏位	小,居中或稍偏位	大而圆,位于中央	大而不规则居中
		核周染粒	较粗或粗细不均,排列不整齐	分布不均匀,排列不整齐	无或甚少,核膜染色浅	无或甚少,核膜染色浅

项目			结肠内阿米巴	哈氏内阿米巴	微小内蜒阿米巴	布氏阿米巴
包囊	直接涂片	大小/μm	10～30	5～10	5～15	6～8
		形状	圆球形	类圆形	圆形、卵圆形、三角形或不规则形	圆形或卵圆形
		胞核	1～8个,偶见16个,可见	1～4个隐约可见	1个隐约可见,偏位	1～4个稍能看出
	铁苏木素染色	胞核和内含物	棕色,可见清晰的棕色糖原团	棕色,可见清晰的棕色糖原团	1～2个大的棕色糖原泡	早期包囊偶见棕色糖原泡
		胞核	结构同滋养体	结构同滋养体	核仁大而圆,偏位	结构同滋养体
		拟染色体	呈碎片状或稻束状	小而多呈短棒状或碎粒状	无	多,有时小棒或小点状

章末小结

叶足纲形态特征为具有叶状伪足的运动细胞器。本章学习重点是溶组织阿米巴滋养体与包囊的形态识别。学习难点为阿米巴性痢疾与细菌性痢疾的辨别。在学习过程中注意根足虫以伪足作为运动器官,以二分裂的方式繁殖,多数寄生于人体内的阿米巴中仅有溶组织内阿米巴为致病性阿米巴,它有滋养体和包囊两个时期。滋养体包括小滋养体和大滋养体,大滋养体体积较大,吞噬红细胞,是致病阶段。传染源为患者和带虫者,传播途径为经口感染,感染阶段为四核包囊。主要寄生于结肠,引起阿米巴痢疾和阿米巴性结肠炎,也可侵犯肝、肺、脑等器官,引起肠外阿米巴病。

(张　琳)

思考与练习

一、名词解释

1. 带虫状态

2. 阿米巴运动

3. 自生生活

二、简答题

1. 典型的阿米巴痢疾患者的大便有何特点？对其该如何进行检查？

2. 如何在显微镜下鉴别溶组织阿米巴的大滋养体与吞噬细胞？

第五章 | 鞭毛虫纲

05章 数字资源

学习目标

1. **掌握:**阴道毛滴虫、蓝氏贾第鞭毛虫、杜氏利什曼原虫的形态、生活史、实验诊断方法、流行。
2. **熟悉:**阴道毛滴虫、蓝氏贾第鞭毛虫、杜氏利什曼原虫的致病性及防治。
3. **了解:**鞭毛虫的寄生宿主、营养的摄取方式和繁殖方式。
4. **学会:**在教师的指导下对阴道毛滴虫、蓝氏贾第鞭毛虫、杜氏利什曼原虫能初步实施实践技能操作。
5. **具备:**完成鞭毛虫临床标本的常规检验,解决鞭毛虫临床检验工作常见问题的能力。

鞭毛虫是以鞭毛为运动器官的原虫,如阴道毛滴虫、蓝氏贾第鞭毛虫、杜氏利什曼原虫等。多数鞭毛虫胞膜坚韧,能维持一定体形,以鞭毛进行运动,鞭毛1根到多根。鞭毛虫分布广,生活方式多种多样,主要寄生在宿主的消化道、泌尿道、血液及阴道,以二分裂方式繁殖。

第一节　阴道毛滴虫

 案例导学

患者,女,32岁,已婚。近两日白带量多,色黄如脓,外阴、阴道奇痒如虫爬,伴尿频尿急尿痛,口干口苦,心烦失眠,小便黄短。检查:外阴、阴道潮红,阴道分泌物多,带腥臭味。检查白带发现滴虫,诊为滴虫性阴道炎。

请思考：
1. 阴道毛滴虫常见的感染方式有哪些？
2. 阴道毛滴虫门诊和普查的常规检查方法是什么？
3. 如何开展对阴道毛滴虫病的防治宣传并提高特殊人群的防病意识？

阴道毛滴虫（*Trichomonas vaginalis*）又称阴道滴虫，是寄生在人体阴道及泌尿道的鞭毛虫，引起滴虫性阴道炎和尿道炎。阴道毛滴虫主要寄生于女性阴道、尿道及男性尿道、前列腺内，引起滴虫性阴道炎、尿道炎及前列腺炎。滴虫性阴道炎患者和无症状带虫者是本病的传染源，是以性接触传播为主的一种疾病。

一、形　　态

阴道毛滴虫的生活史中仅有滋养体阶段。活体呈无色透明，似水滴样，有折光性，体态多变，活动力强。经过瑞特（Wright）或吉姆萨（Giemsa）染色后，呈梨形或椭圆形，大小（7～32）μm×（10～15）μm，前端有1个泡状核，核上缘有毛基体，由此发出5根鞭毛，其中4根前鞭毛和1根后鞭毛。1根轴柱，纤细透明，纵贯虫体，自后端伸出体外。体外侧前1/2处，有1根波动膜和1根基染色杆，其外缘与向后延伸的后鞭毛相连。虫体借助鞭毛摆动，以波动膜的波动作旋转式运动（图5-1）。

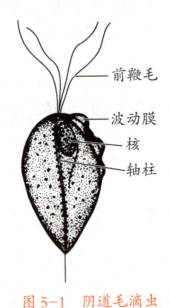

前鞭毛

波动膜

核

轴柱

图 5-1　阴道毛滴虫

二、生　活　史

阴道毛滴虫生活史仅有滋养体期。虫体以二分裂法繁殖，以吞噬和吞饮摄取食物。

滋养体为本虫的感染阶段、致病阶段也是繁殖阶段,通过直接或间接接触方式而传染。阴道毛滴虫主要寄生在女性阴道,以阴道后穹窿多见,也可在尿道内发现;男性感染者一般寄生于尿道、前列腺,也可在睾丸、附睾或包皮下寄生。

三、致　病

阴道毛滴虫的致病力随虫株毒力强弱而异。最适宜于毛滴虫生长的 pH 为 5.5～6.0。正常情况下,健康妇女的阴道环境,因乳酸杆菌分解糖原而保持酸性(pH 在 3.8～4.4),可抑制虫体或其他细菌生长繁殖,此为阴道的自净作用。如果泌尿生殖系统功能失调,如妊娠、月经后,阴道内 pH 接近中性,有利于滴虫和细菌生长,滴虫的繁殖消耗糖原,降低了乳酸的浓度,使阴道的 pH 转变为中性或碱性,滴虫得以大量繁殖的同时,促进继发性细菌感染,加重炎症反应。

 知识拓展

阴道毛滴虫感染

女性感染者阴部瘙痒,白带增多。严重时外阴感到灼热刺痛,性交痛,甚至影响工作或睡眠。妇科检查时可见阴道分泌物增多,呈灰黄色,带泡状,伴有臭味,也有呈乳白色的液状分泌物,当伴细菌感染时白带呈脓液状或粉红状。在滴虫侵犯尿道时可有尿频、尿急和尿痛症状,有时还可见血尿。男性感染者一般无症状而呈带虫状态,可导致配偶的连续重复感染。有时也引起尿痛、夜尿、前列腺炎和附睾炎等症状。

四、实验室诊断

(一)病原学诊断

1. 生理盐水涂片法　取阴道后穹窿分泌物、尿液沉淀物、前列腺分泌物作为标本。将标本涂在载玻片上,再加 1 滴生理盐水后加盖玻片,高倍镜镜检,可见原虫鞭毛、波动膜活动。在生理盐水中加 5% 的中性红,滴虫不死亡、不着色,而周围形成粉红色,对白色的原虫易于认出。此法检出率高,是门诊和普查的常规检查方法。

2. 涂片染色法　将分泌物涂在玻片上,待自然干燥后可用不同染液染色,如革兰氏染色、瑞特染色(Wright staining)、吉姆萨染色(Giemsa staining),可看到滴虫的典型结构。

3. 培养法　将阴道分泌物或尿道分泌物加入培养基内,置 37℃温箱中培养 48h,取培养混匀液涂片,染色镜检。此法检出率高,但操作复杂,用于疑难病例的确诊和疗效考核。

（二）免疫学诊断

检测阴道毛滴虫特定的抗原,常用的免疫学方法有荧光抗体检查法、酶联免疫吸附试验(ELISA)法、胶乳凝集法等,阳性率较涂片法高,但临床一般不采用免疫学方法检查。

（三）分子生物学检测

主要有DNA原位杂交技术、核酸探针技术、PCR等。

五、流行与防治

（一）流行

阴道毛滴虫呈世界性分布,在我国流行也很广泛。传染源是滴虫患者和带虫者,主要通过性接触直接传染,男女双方都可感染;间接传播主要是通过公共浴池、游泳池、坐式马桶等间接传播。阴道毛滴虫对外界环境有一定的抵抗力,在半干燥状态下,能生活12~20h。在马桶座板上可存活30min以上,在普通肥皂水中可存活45~150min,在湿毛巾、衣裤中可存活23h,2~3℃水中可存活65h,在40℃水中能存活102h。

（二）防治

开展普查普治,及时治疗患者及带虫者。夫妻双方(或伴侣)同时治疗方可根治。加强卫生宣传教育,改善公共设施,提倡淋浴、蹲厕,不使用公共浴具和游泳衣裤,严格消毒、灭菌制度防止交叉感染,注意个人卫生,尤其是经期和孕期卫生。常用的口服药物为甲硝唑(灭滴灵),局部可用乙酰胂胺。阴道保持酸性环境效果较好,可用1:5 000高锰酸钾液、1%乳酸或0.5%醋酸冲洗阴道。

第二节　蓝氏贾第鞭毛虫

 案例导学

患者,男,26岁,爱好旅游。因为腹泻8日,每日超过3~4次,伴发热、腹胀、腹痛、恶心和呕吐等症状来医院就诊,自服盐酸小檗碱片和诺氟沙星胶囊症状不缓解。经粪便检查诊断为贾第鞭毛虫病。

请思考:

1. 贾第鞭毛虫的感染方式是什么?

2. 贾第鞭毛虫常见的检查方法有哪些?

3. 对儿童和家长就防止感染及治疗措施等方面该如何宣讲?

蓝氏贾第鞭毛虫（*Giardia lamblia*）简称贾第虫。寄生人体小肠、胆囊,主要在十二指肠,可引起腹痛、腹泻和吸收不良等症状,所致疾病称为贾第虫病,是人体肠道感染的常见寄生虫之一。蓝氏贾第鞭毛虫分布于世界各地。近年来由于旅游事业的发展,在旅游者中发病率较高,故又称"旅游者腹泻"。也可寄生于家畜和野生动物体内,因此本病属于人兽共患寄生虫病。

一、形 态

蓝氏贾第鞭毛虫生活史中有滋养体和包囊两个发育阶段。

（一）滋养体

呈纵切为半的倒置梨形,长 9～21μm,宽 5～15μm,厚 2～4μm。腹面扁平,两侧对称,背面隆起,腹面前半部向内凹陷成吸盘状陷窝,借此吸附在宿主肠黏膜上。虫体有 4 对鞭毛,按其位置分别为前侧鞭毛、后侧鞭毛、腹鞭毛和尾鞭毛各 1 对,依靠鞭毛的摆动,可活泼运动。经铁苏木素染色后可见有 1 对并列在吸盘状陷窝的底部卵形的泡状细胞核,贾第虫有核仁。虫体有轴柱 1 对(中部有 1 对大逗点状或半月形中体),纵贯虫体中部连接尾鞭毛,将虫体分为均等的两半,不伸出体外。以渗透方式从体表吸收营养物质(图5-2)。

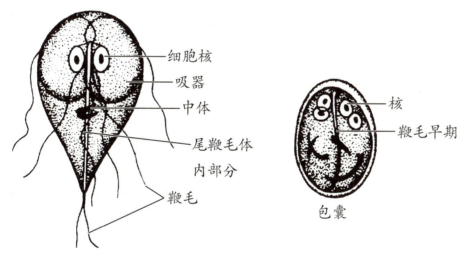

图 5-2　蓝氏贾第鞭毛虫

（二）包囊

为椭圆形,囊壁较厚,大小为(8～14)μm×(7～10)μm。在新鲜标本中包囊无色透明,内部结构不清。碘液染色后呈黄绿色、棕黄色,囊壁与虫体之间有明显的空隙,未成熟的包囊有 2 个核,成熟的包囊有 4 个核,常偏于一端。囊内可见到鞭毛、丝状物、轴柱等构造。

二、生 活 史

　　蓝氏贾第鞭毛虫属于人际传播型,包括滋养体和包囊两个时期。滋养体是致病阶段。蓝氏贾第鞭毛虫主要寄生在人和某些哺乳动物的十二指肠或上段小肠,有时也可在胆囊内,借助吸盘吸附于小肠黏膜表面,以二分裂法繁殖。包囊为传播阶段。成熟的4核包囊由感染者粪便排出,经污染的水源或食物被宿主吞食后,在十二指肠碱性消化液的作用下脱囊形成滋养体。滋养体随肠道内容物到达回肠下段或结肠腔,在肠道内环境不利的情况下,分泌囊壁形成包囊,随粪便排出体外。

三、致 病

　　寄生于小肠的滋养体,因吸附作用,可致黏膜充血、水肿,甚至溃疡,影响小肠的消化和吸收功能。人体感染贾第虫后,多数为无临床症状的带虫者。患者主要症状为腹胀、腹痛、腹泻,腹泻呈水样便,量多,恶臭,无脓血,含较多脂肪颗粒。若不及时治疗,多发展为慢性,周期性,反复发作性稀便,甚臭,病程可长达数年。当虫体寄生在胆道系统时,可能引起胆囊炎或胆管炎。患有艾滋病等免疫功能低下者,容易造成感染,故贾第虫也是机会致病性原虫。

 知识拓展

　　临床表现贾第虫感染的潜伏期平均为1~2周,最长者可达45日。急性期患者以腹泻为主,腹泻便为水样、恶臭,一般无血、黏液和细胞渗出物等,常伴有发热、明显的腹胀和腹痛。此类患者须与急性病毒性肠炎、细菌性痢疾、食物中毒、急性肠阿米巴病、毒性大肠杆菌引起的"旅游者腹泻"等进行鉴定。若经抗菌对症治疗无效者,需考虑贾第虫病。粪便内无黏液和脓血。儿童患者如出现腹泻和营养不良、发育障碍,应考虑贾第虫感染。

四、实验室诊断

（一）病原学诊断

　　1. 粪便检查　为最常用的实验室诊断方法,包括粪便直接涂片法和浓集法。通常急性期粪便检查腹泻患者的水样稀便中查找滋养体(生理盐水涂片法),在慢性期患者或带囊者成形粪便中检查包囊(碘液染色涂片检查)。

　　2. 小肠活组织检查　利用纤维内镜,取小肠黏膜活组织进行涂片、压片、切片镜检。

　　3. 十二指肠液或胆汁检查　对疑似贾第虫感染,粪便多次阴性者,可取引流液直接涂片或离心后取沉渣查滋养体或肠检胶囊法,使滋养体黏附于尼龙线上,刮取、镜检。对胆道贾第虫的诊断更有价值。

（二）其他诊断

1. 免疫诊断　主要有 ELISA、间接荧光抗体试验和对流免疫电泳等方法,其中 ELISA 简单易行,检出率高,适用于流行病学调查和临床辅助诊断。

2. 分子生物学诊断　DNA 探针技术检测,有较高的敏感性和特异性。

五、流行与防治

（一）流行

蓝氏贾第鞭毛虫呈世界性分布,以热带和亚热带为最多,也是我国人体常见的寄生原虫。农村感染率高于城市。好发于夏秋季,儿童、旅游者、男性同性恋者、胃切除患者、胃酸缺乏及免疫球蛋白缺陷患者易受感染。人是主要的传染源,尤其携带包囊者,包囊是传播的主要环节,人饮用被包囊污染的食物或水而感染。包囊在水中可存活 4d,在粪便中活力可维持 10d 以上,但在 50℃或干燥环境中易死亡。包囊在蝇消化道内可存活 24h,在蟑螂消化道内经 12d 仍有活力。

（二）防治

彻底治愈患者、带虫者,注意饮食卫生,加强水源保护是预防本病的重要措施,旅游者的饮水应煮沸后饮用。加强人畜动物粪便的管理,防止水源污染是预防贾第虫感染的重要措施。治疗常用药物有甲硝唑、替硝唑、氯硝唑等。报告吡喹酮 60mg/kg 连服 2d 也有效。消灭苍蝇、蟑螂等媒介昆虫。注意预防艾滋病和其他免疫功能缺陷者的贾第虫感染。

第三节　杜氏利什曼原虫

 案例导学

患者,女,2 岁,某年的 6 月份到次年的元月份随妈妈到某地看望在那打工的爸爸。在两个星期前,突然发起了高烧,连着半个月反复不退。医生发现她不仅发热,肚子还很大。暂时诊为 FUO（不明原因发热）。但是经过多日多项检查也未能确诊,最后选择做骨髓穿刺查找病因。但是,医生怎么也没有想到,骨髓穿刺没有发现白血病的迹象,反而看见了消失多年的杜氏利什曼原虫无鞭毛体。

最后经用葡萄糖酸锑钠治疗,她的体温降到了正常值,生命体表趋于正常。她的病终于痊愈了。

请思考：

1. 黑热病的病因为何？
2. 传播媒介是什么？
3. 如何提高流行区域居民对黑热病的自我保护意识和能力？

杜氏利什曼原虫（*Leishmania donovani*）又称黑热病原虫，通过白蛉传播。生活史包括前鞭毛体及无鞭毛体两个时期，前鞭毛体寄生于节肢动物（白蛉）的消化道内，是杜氏利什曼原虫的感染阶段。感染方式是白蛉的叮咬传播。无鞭毛体寄生于人或哺乳动物的单核巨噬细胞内，是杜氏利什曼原虫的致病阶段。内脏利什曼病（黑热病）三大症状：长期不规则发热，脾（95％以上）、肝、淋巴结肿大和全血细胞贫血。

一、形　　态

（一）无鞭毛体

无鞭毛体又称利杜体，常寄生于巨噬细胞内或散发于巨噬细胞外。虫体呈圆形或卵圆形，大小为（2.9～5.7）μm×（1.8～4.0）μm，经过瑞特（Wright）染色后，细胞质呈淡蓝色或深蓝色，内有 1 个较大的圆形核，呈红色或淡紫色。核旁有紫红色、细小杆状的动基体。虫体前端的颗粒状基体发出 1 条根丝体，但基体靠近根丝体，在光学显微镜下不易区分开（图 5-3）。

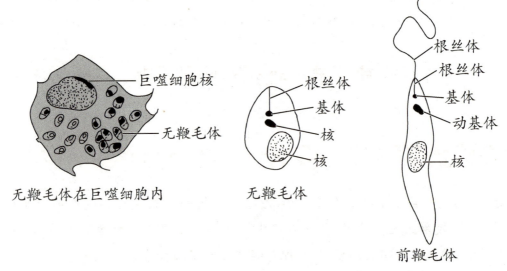

图 5-3　杜氏利什曼原虫

（二）前鞭毛体

前鞭毛体又称鞭毛体，寄生于白蛉消化道内。成熟的虫体呈梭形，大小（14.3～20）μm×（1.5～1.8）μm，经瑞特（Wright）染色后，细胞质呈淡蓝色或深蓝色，核位于虫体中部,动基体在前部。基体在动基体之前,由此发出 1 根鞭毛伸出虫体外。前鞭毛体运动活泼,鞭毛不停地摆动,常聚集成团,排列成菊花状。

二、生 活 史

生活史包括前鞭毛体及无鞭毛体两个阶段,前者寄生于节肢动物(白蛉)的消化道内,后者寄生于人或哺乳动物的单核巨噬细胞内,通过白蛉传播。

(一)在白蛉体内发育

当雌性白蛉叮刺患者或受感染的动物宿主时,血液或皮肤内含无鞭毛体的巨噬细胞被吸入胃内,无鞭毛体逐渐发育为早期前鞭毛体(粗短或梭形前鞭毛体)、成熟前鞭毛体,1周后具感染力的前鞭毛体大量聚集在口腔及喙。当白蛉叮刺健康人时,前鞭毛体随白蛉唾液进入人体。

(二)在人体内发育

前鞭毛体随白蛉分泌的唾液进入人体的皮下组织。一部分前鞭毛体可被多核白细胞吞噬消灭;一部分则进入巨噬细胞内寄生,转变为无鞭毛体,并进行分裂繁殖,最终导致细胞破裂。游离地无鞭毛体又进入其他巨噬细胞,重复上述增殖过程。

三、致 病

无鞭毛体在巨噬细胞内繁殖,使巨噬细胞大量破坏和增生。从而导致脾、肝、淋巴结肿大,其中脾肿大最为常见。

由于巨噬细胞代谢性增生破坏导致脾功能亢进,血细胞在脾内大量被破坏,白细胞、红细胞及血小板减少,造成全血性贫血。由于血小板减少,患者常发生鼻出血、牙龈出血等症状。此外,贫血是黑热病重要症状之一。

患病时因免疫缺陷,易合并多种感染,病死率高。但治愈后表现为消除性免疫,一般不会再次感染,可获得终身免疫。

知识拓展

1. **内脏利什曼病** 内脏利什曼病(黑热病)的典型症状:长期不规则发热,肝脾肿大、淋巴结肿大和全血细胞减少性贫血。

2. **皮肤型黑热病** 国际上统一称为"黑热病后皮肤利什曼病"。

3. **淋巴结型黑热病** 无黑热病病史,病变局限于淋巴结的内脏利什曼病又称淋巴结型黑热病。

4. 皮肤利什曼病　皮肤利什曼病常发生皮肤溃疡,溃疡中常有脓液流出。

四、实验室诊断

（一）病原学诊断

1. 穿刺检查　可进行骨髓、淋巴结或脾脏穿刺,以穿刺物涂片、染色、镜检,骨髓穿刺法安全且检出率高,临床上最为常用。还可将穿刺物接种于培养基中,培养物涂片检查见前鞭毛体可诊断。

2. 活组织检查　对疑似皮肤黑热病者,在皮肤结节处用消毒针头刺破皮肤,取少许组织液或用手术刀刮取少许组织作涂片染色镜检。

（二）其他诊断

1. 免疫诊断　可采用 ELISA、间接血凝试验、对流免疫电泳、间接荧光试验、直接凝集试验等,阳性率高,但假阳性时有发生。单克隆抗体抗原斑点试验检测血中循环抗原诊断黑热病,阳性率、敏感性、特异性、重复性均较高,且需血清量少,不仅用于诊断,还可用于疗效评价。

2. 分子生物学诊断　聚合酶链式反应及核酸探针技术检测杜氏利什曼原虫,敏感性高、特异性强,但操作复杂。

五、流行与防治

（一）流行

杜氏利什曼原虫分布广,亚洲、欧洲、非洲、拉丁美洲均有流行。在我国流行于长江以北 17 个省(自治区、直辖市)的广大农村。近年来主要在甘肃、四川、陕西、山西、新疆和内蒙古等地每年有病例发生。新疆、内蒙古都证实有黑热病的自然疫源地存在。

1. 传染源　患者、病犬、某些野生动物。

2. 传播途径　白蛉叮刺传播,偶可经口腔黏膜、破损皮肤、胎盘或输血传播。中华白蛉:主要媒介,分布广;长管白蛉:仅见于新疆;吴氏白蛉:西北荒漠地区;亚历山大白蛉:甘肃和新疆吐鲁番的荒漠内。

3. 易感人群　人群普遍易感,但易感性随年龄增长降低,病愈后免疫力持久。

4. 类型　依传染源的差异,分为人源型、犬源型和自然疫源型,分别以印度、地中海和亚细亚荒漠内黑热病流行为代表。

我国按照流行区的地势、地貌分为平原型、山丘型和自然疫源型。目前我国主要流行区是西北部山丘地区,属犬源型,传染源主要是病犬,感染者多是婴儿、10 岁以下儿童。

（二）防治

治疗患者,捕杀病犬、消除传染源。消灭白蛉也是预防黑热病的有效办法,在平原地区采用杀虫剂室内喷洒或闭门烟熏杀灭中华白蛉,可有效阻断传播途径。在山区、丘陵及荒漠地区对野栖型或偏野栖型白蛉,采取避蛉、驱蛉措施,以减少或避免白蛉的叮刺。治疗药物有葡萄糖酸锑钠、戊烷脒和二脒替。黑热病防治原则是采取查治患者、杀灭病犬和消灭传播媒介白蛉的综合措施。

章末小结

本章学习重点是掌握阴道毛滴虫和蓝氏贾第鞭毛虫生活史、实验诊断、流行与防治原则。学习难点是掌握杜氏利什曼原虫生活史、感染阶段、感染方式及主要危害。在学习过程中注意应以寄生虫生活史为主线,将各个知识点连接起来并科学地归纳总结。学习中强调在实验课中动手能力的训练,熟练掌握病原学的诊断技术,认真做好每个实验,为临床提供可靠的实验数据,为寄生虫病的有效治疗,提供技术支持。

（江宇枫）

 思考与练习

一、名词解释

1. 无鞭毛体
2. 前鞭毛体
3. 旅游者腹泻
4. 阴道自净作用

二、简答题

1. 阴道毛滴虫常见的感染方式有哪些?
2. 蓝氏贾第鞭毛虫的感染方式是什么?
3. 蓝氏贾第鞭毛虫常见的检查方法有哪些?
4. 黑热病常用的实验室检查方法有哪些?
5. 黑热病的病因有哪些?
6. 杜氏利什曼原虫贫血的机制有哪些?

第六章 | 孢子虫纲

06章 数字资源

孢子虫纲(*class sporozoa*)原虫均营寄生生活,其生活史较为复杂,生殖方式包括无性生殖(裂体增殖、孢子增殖)和有性生殖(配子生殖)两种生殖方式。两种生殖方式可在一个宿主体内完成,如隐孢子虫;或分别在两个不同宿主体内完成,如疟原虫、刚地弓形虫。对人体危害较严重的孢子虫有疟原虫、刚地弓形虫、隐孢子虫和卡氏肺孢子虫等。

第一节 疟 原 虫

 案例导学

患者,男,26岁,于12月份突然发病,表现为发冷、寒战、高热、大汗后而缓解,隔日发作一次,已10日。体检:脾肋下1cm,余未见异常,末梢血涂片检验:白细胞 5.0×10^9/L,N 0.68,L 0.32,HGB 100g/L,血培养未检出致病菌。患者同年8月曾去南方旅游半个月。

请思考：

1. 该患者可能感染什么寄生虫？
2. 试解释患者规律性发冷、发热、出汗的原因。

疟原虫（*malaria parasite*）是疟疾的病原体。其种类繁多，约 130 种，多寄生于各种动物体内。寄生于人体的疟原虫有 4 种，即间日疟原虫（*plasmodium vivax*）、恶性疟原虫（*P.falciparum*）、三日疟原虫（*P.malariae*）和卵形疟原虫（*P.ovale*）。我国较常见的是间日疟原虫和恶性疟原虫。

一、形　　态

疟原虫在人体的寄生包括红细胞外期（红外期）和红细胞内期（红内期）。四种疟原虫在红细胞内的发育都经历滋养体、裂殖体、配子体 3 个阶段，此期既是疟原虫的主要致病阶段，也是病原学检查的主要阶段。各种疟原虫形态、结构相似，但不完全相同。四种疟原虫在血涂片中的形态特征见表 6-1。经吉姆萨（Giemsa）染色或瑞特（Wright）染色，虫体的细胞核被染成紫红色或红色，胞质被染成蓝色，代谢产物疟色素不着色，仍呈棕褐色。现以间日疟原虫为例，介绍疟原虫在红内期各阶段形态特征。

表 6-1　四种疟原虫在血涂片中的形态特征

项目	间日疟原虫	恶性疟原虫	三日疟原虫	卵形疟原虫
小滋养体	胞质淡蓝色，呈环状，核 1 个，呈点状，位于虫体一侧，似戒指状，占红细胞直径 1/3	环纤细，核 1 个或 2 个，占红细胞直径 1/5 到 1/6，红细胞内常见 2 个或多个原虫	胞质深蓝色，环较粗壮，核 1 个红细胞内少见 2 个原虫，占红细胞直径 1/3	似三日疟原虫
大滋养体	虫体增大，不规则，有伪足伸出，空泡明显，胞核大小、形态、位置不定，疟色素细小，黄褐色	外周血难见，虫体小，圆形，空泡小，晚期疟色素结成块状，黑褐色	体小，圆形或带状，空泡小或无，也可呈大环状，核 1 个，疟色素深褐色，颗粒状，常分布于虫体边缘	虫体圆形，似三日疟，但较大，空泡不明显，核 1 个，疟色素似间日疟但较少
未成熟裂殖体	核开始分裂成 2~10 个，渐呈圆形，空泡消失；疟色素开始集中但分布不均	外周血难见，虫体仍似大滋养体，但核分裂成多个，疟色素集中	虫体小，圆形或宽带状，核分裂成多个；疟色素集中较迟	虫体圆或卵圆形，核分裂成多个，疟色素数量较少

项目	间日疟原虫	恶性疟原虫	三日疟原虫	卵形疟原虫
成熟裂殖体	虫体占满胀大的红细胞，裂殖子12～24个，排列不规则，疟色素集中成堆	虫体占红细胞2/3至3/4，裂殖子8～36个，排列不规则，疟色素集中成一团	虫体占满整个不胀大的红细胞，裂殖子6～12个，排成一环，疟色素多集中在中央	裂殖子6～12个，排成一环，疟色素集中在中央或一侧
雌配子体	圆形，占满胀大的红细胞，胞质蓝色，核结实，较小，深红色，偏于一侧，疟色素分散	新月形，两端稍尖，胞质蓝，胞核小而致密，深红，位于中央，疟色素黑褐色，密布于胞核周围	圆形，如正常红细胞大，胞质深蓝色，核结实，偏于一侧，疟色素多而分散	似三日疟
雄配子体	圆形，略大于正常红细胞，胞质色蓝而略带红，核疏松，淡红色，常位于中央，疟色素分散	腊肠形，两端钝圆，胞质色蓝而略带红，核疏松，淡红色，位于中央，疟色素黄棕色，小杆状，核周围较多	圆形，略小于正常红细胞，胞质淡蓝，核疏松，淡红色，位于中央，疟色素分散	似三日疟，但稍大，疟色素似间日疟
被寄生的红细胞	除小滋养体外，其余各期均胀大，色淡，常呈长圆形或多边形，滋养体时期开始出现鲜红色的薛氏点	大小正常或略缩小，色正常，边缘常皱缩，常有几颗粗大紫褐色的茂氏点	大小正常，有时缩小，颜色无改变，偶可见齐氏点	略胀大，色淡，部分红细胞变长形，边缘呈锯齿状，薛氏点较间日疟粗大，小滋养体时期即出现

（一）滋养体

1. 小滋养体（早期滋养体）　又称环状体，是疟原虫在红细胞内的初期阶段。胞质淡蓝色，呈环状，中间出现大空泡，胞核1个，呈点状，位于虫体一侧，似戒指状，占红细胞直径1/3。受染红细胞变化不明显。恶性疟原虫小滋养体环纤细，核1个或2个，占红细胞直径1/5到1/6，红细胞内常见2个或多个原虫（图6-1，见书末）。

2. 大滋养体（晚期滋养体）　又称阿米巴样体，虫体长大伸出伪足呈多种形态，胞质中出现少量疟色素和空泡；胞核大小、形态、位置不定。被感染的红细胞胀大可达1倍，色变淡，并出现染成淡红色的小点，称薛氏小点。恶性疟原虫大滋养体，虫体小，圆形，空泡小，外周血难查见（图6-2）。

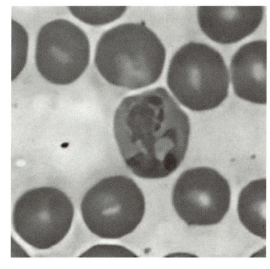
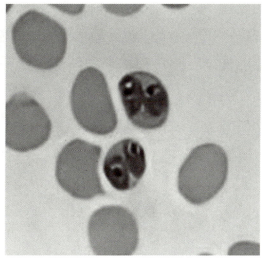

间日疟原虫大滋养体　　　　　　　恶性疟原虫大滋养体

图 6-2　间日疟原虫和恶性疟原虫大滋养体

（二）裂殖体

大滋养体进一步发育,虫体变圆,胞质内空泡消失,核开始分裂成 2～10 个,疟色素增多,分布不均匀,称为成熟裂殖体。细胞核继续分裂达到 12～24 个,胞质随之分裂,分裂的胞质包绕着每个胞核,成为相应数目裂殖子,称为成熟裂殖体。这个时期的疟色素渐趋集中(图 6-3)。

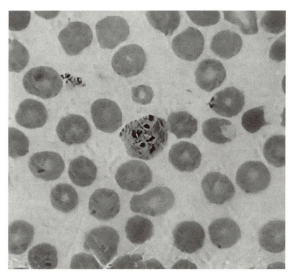
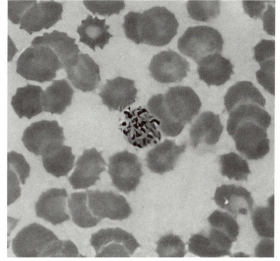

间日疟原虫未成熟裂殖体　　　　　　间日疟原虫成熟裂殖体

图 6-3　间日疟原虫未成熟裂殖体和成熟裂殖体

（三）配子体

疟原虫经过几次红细胞内裂体增殖,部分裂殖子在红细胞内不再进行裂体增殖,虫体长大、变圆或椭圆,发育为雌、雄配子体,这是疟原虫有性生殖的开始。疟色素均匀分布于虫体内,核1个。雌性配子体胞质致密,色深蓝,虫体较大,占满胀大的红细胞,核稍小,深红色,多位于虫体一侧。雄性配子体胞质浅蓝而略带红色,核较大,淡红色,多位于虫体的中央。恶性疟原虫配子体呈新月形(雌配子体)或腊肠形(雄配子体),核1个,疟色素分散(图6-4)。

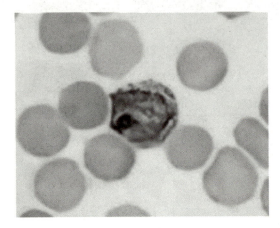
间日疟原虫雌配子体

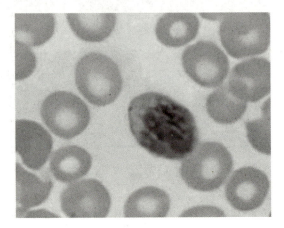
间日疟原虫雄配子体

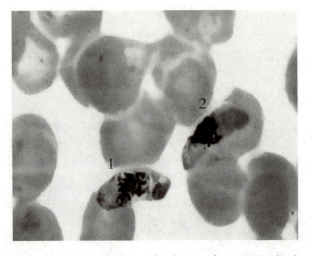
恶性疟原虫雄配子体（1）和雌配子体（2）
图6-4　间日疟原虫和恶性疟原虫配子体

二、生　活　史

四种人体疟原虫生活史基本相同,都需要人和雌性按蚊两个宿主,在人体内经历无性生殖,在雌性按蚊体内,以配子生殖方式完成有性生殖,又进行无性生殖,完成世代交替(图6-5)。

（一）在人体内的发育
疟原虫在人体内的发育,经历了红细胞外期(肝细胞内)和红细胞内期两个阶段。

1. 红细胞外期　又称肝细胞内期。雌性按蚊叮咬吸人血时,子孢子随蚊唾液进入人

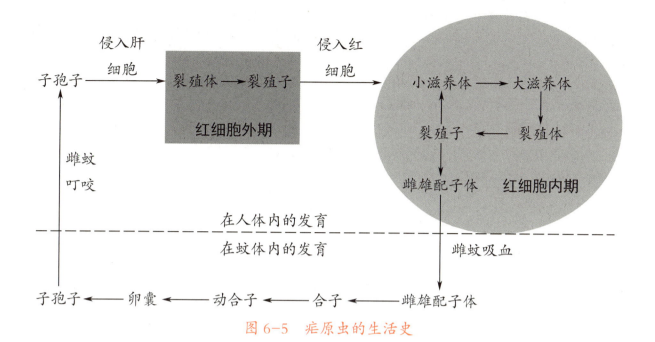

图 6-5　疟原虫的生活史

体,约 30 分钟后子孢子侵入肝细胞。在肝细胞内发育,并进行裂体增殖,形成红外期裂殖体。裂殖体发育成熟后胀破肝细胞,红外期裂殖子散出,一部分被吞噬细胞吞噬,一部分则进入血液侵入红细胞内发育。有少部分子孢子侵入肝细胞后处于休眠状态,受刺激后能进行红外期裂体增殖,称为休眠子,休眠子与疟疾的复发有关。恶性疟原虫和三日疟原虫无休眠子。

2. 红细胞内期　红外期裂殖子侵入红细胞内进行裂体增殖,称为红细胞内期。当裂殖子侵入红细胞后,依次发育为小滋养体、大滋养体、未成熟裂殖体和成熟裂殖体,成熟裂殖体胀破红细胞,释出裂殖子。血液中的裂殖子一部分被吞噬细胞吞噬,一部分侵入其他正常红细胞,重复裂体增殖过程。在红细胞内完成一代裂体增殖,间日疟原虫约 48h,恶性疟原虫 36～48h,三日疟原虫约 72h,卵形疟原虫约 48h。疟原虫经过几次裂体增殖,部分裂殖子在红细胞内不再进行裂体增殖,而发育为雌、雄性配子体,为疟原虫的有性生殖做准备。

(二) 在蚊体内的发育

疟原虫在蚊体内发育包括在蚊胃腔内的有性生殖(配子生殖)和在蚊胃壁的无性生殖(孢子增殖)两个阶段。

1. 配子生殖　当雌性按蚊叮咬人(患者或带虫者)吸血时,疟原虫红内期各阶段随血液进入蚊胃后,只有雌、雄配子体能继续发育。雌配子体逸出红细胞外,发育为配子,雄配子体也分裂为雄配子,雌、雄配子受精结合形成合子,合子逐渐变长,形成有活力的动合子,动合子穿过蚊胃壁上皮细胞,停留在蚊胃弹性纤维膜上形成卵囊。

2. 孢子增殖　卵囊形成 2～3d,核开始分裂,形成子孢子,子孢子主动从卵囊壁钻出,进入蚊唾液腺,当雌性按蚊再度叮咬吸人血,子孢子便可随唾液进入人体。

三、致　病

疟原虫的主要致病阶段是红细胞内裂体增殖阶段。

（一）潜伏期

由疟原虫侵入人体到出现疟疾发作期间为潜伏期。潜伏期长短主要取决于疟原虫的种类和人体的免疫力。一般间日疟潜伏期短者 11~25d，长者 6~12m。恶性疟潜伏期为 7~27d，三日疟为 18~35d。

（二）发作

红细胞内期疟原虫成熟裂殖体胀破红细胞，裂殖子和疟原虫的代谢产物、残余和变性的血红蛋白，以及红细胞碎片等一并进入血流，其中相当一部分被白细胞和巨噬细胞吞噬，刺激这些细胞产生内源性热原质，引起发热。随着刺激物降解和被吞噬，机体出汗散热，体温逐渐恢复正常。典型的疟疾发作表现为周期性的寒战、发热和出汗退热三个连续阶段。这种周期性特点与疟原虫红细胞内期裂体增殖周期一致，间日疟疾和卵形疟疾为隔日发作一次；三日疟疾为隔两日发作一次；恶性疟疾可每日发作或间歇期不规则。

（三）再燃与复发

疟疾患者在疟疾发作停止后，体内仍有少量残存的红内期疟原虫，在一定条件下又大量增殖，经过数周或数月，再次出现疟疾发作临床症状，称为再燃。疟疾初发后，红细胞内期疟原虫已被消灭，在未经蚊媒传播感染，肝细胞内休眠子受刺激复苏，经过一段时间又出现疟疾发作，称为复发。恶性疟原虫和三日疟原虫无休眠子，不会引起疟疾复发。

（四）贫血和脾大

疟疾发作破坏红细胞可引起贫血。发作次数越多，病程越长，贫血越重。这种情况也与脾大且功能亢进、骨髓造血障碍、免疫病理损伤有关。脾大的主要原因是单核巨噬细胞增生。

（五）凶险型疟疾

凶险型疟疾是指血液中查见疟原虫又排除了其他疾病的可能性而表现典型临床症状者，如脑型疟、肾衰竭、重症贫血、水电解质失衡、黄疸及高热等。其中常见的是脑型疟，表现为持续高热、意识障碍、甚至昏迷和全身多器官衰竭。凶险型疟疾若不及时治疗，死亡率很高。

四、实验室诊断

（一）病原学检查

从患者外周血液中检出疟原虫是确诊疟疾的依据。常用的是取外周血制作厚、薄血膜，经吉姆萨染色或瑞特染色后镜检查找疟原虫。恶性疟疾在发作时采血，间日疟疾在发作后数小时至十余小时采血,能提高检出率(图 6-6,见书末)。

（二）免疫学检查

用间接免疫荧光法检测特异性疟原虫抗体,单克隆抗体检测患者血中疟原虫抗原,临床上可作为辅助诊断用。

（三）分子生物学检验

DNA 探针检测疟原虫的核酸或 PCR 法扩增少量疟原虫的 DNA,以提高检出率。

五、流行与防治

（一）分布

据世界卫生组织(WHO)统计,目前世界上仍有 90 多个国家为疟疾流行区,全球每年发病人数达 3 亿~5 亿,其中 80% 以上的病例发生在非洲。

在我国,间日疟原虫分布于长江以南山区、平原、黄河下游平原地区;恶性疟原虫多见于南方山区;三日疟原虫则在长江以南某些地区呈点状分布;卵形疟原虫罕见,偶有报道。随着《2006—2015 年全国疟疾防治规划》的实施,恶性疟流行范围逐渐缩小,2020 年中国实现消除疟疾目标;2021 年世界卫生组织(WHO)宣布,中国正式获得世卫组织消除疟疾认证。目前,我国已处于消除阶段,但依然有不少境外输入性病例。

（二）流行环节

1. 传染源　外周血液中有成熟配子体的患者和带虫者都是传染源。

2. 传播媒介　主要是中华按蚊,嗜人按蚊和微小按蚊。

3. 易感人群　除高疟区婴儿可从母体获得一定的抵抗力外,其余人群是普遍易感,其中儿童最为多见。

（三）防治

1. 预防　包括个体预防和群体预防。主要措施:蚊媒防治、预防服药或疫苗预防。预防药物,常用乙胺嘧啶。疫苗预防有子孢子疫苗、裂殖子疫苗、配子疫苗、人工合成(肽)或应用重组技术制作疫苗。

2. 治疗　采用氯喹和伯氨喹(氯伯)、青蒿素、咯萘啶与磺胺多辛和乙胺嘧啶合用。

3. 监测　加强流动人口疟疾管理和坚持疟疾监测。

 知识拓展

青蒿素降低了疟疾患者的死亡率

疟疾是非常凶险的传染病,通过按蚊叮咬或输入携带疟原虫患者的血液而感染疟原虫所引起的虫媒传染病,全球每年约 40 余万人死亡。青蒿素有效降低了疟疾患者的死亡率。2015 年 10 月,屠呦呦因为发现青蒿素可以有效降低疟疾患者的死亡率获得诺贝尔生理学或医学奖。

第二节　刚地弓形虫

 案例导学

患儿,男,出生第 6 日。因哭声低,拒食 2 日入院。患儿生后即出现哭声低,拒食,少哭少动,无口吐白沫、尖叫、易惊、抽搐和呕吐,大小便正常,哭声无力,皮肤无明显黄染,双肺呼吸音粗,心腹部无异常征,四肢肌张力正常,原始反射均减弱。实验室检查:血清学 TORCH:弓形虫 -IgG 阳性(+),弓形虫 -IgM 阳性(+),母血清学弓形虫 -IgM(+)。头颅 MR:双侧大脑半球对称,双侧大脑灰白质分界不清,双侧脑回较小,脑内见多发散在斑点状及斑片状阴影。后家属放弃治疗,患儿死亡。

请思考:

1. 该患儿诊断为什么疾病?

2. 患儿死亡的原因是什么?

3. 弓形虫的感染对优生优育的危害?

刚地弓形虫(*toxoplasma gondii*),简称为弓形虫,于 1908 年在北非刚地梳趾鼠的肝脾单核细胞内发现。因虫体呈弓形,得名刚地弓形虫。弓形虫能感染人和多种动物,引起人兽共患的弓形虫病。尤其在宿主免疫功能低下时,弓形虫可致严重后果,是一种重要的机会性致病原虫。

一、形　态

弓形虫生活史中有滋养体、包囊、裂殖体、配子体和卵囊五个阶段。

(一)滋养体

滋养体有速殖子和缓殖子。在中间宿主细胞内进行分裂的虫体,称速殖子;在包囊内增殖的滋养体,称缓殖子。滋养体呈月牙形或弓形,一端较尖,一端钝圆,一边较扁平,一边较膨隆。大小为(4~7)μm ×(2~4)μm。经吉姆萨(Giemsa)染色后,胞质呈蓝色,胞核呈紫红色,核位于中央靠后。当速殖子增殖至一定数目时,胞膜破裂,速殖子释出,继续侵入其他细胞内继续繁殖。被宿主细胞膜包绕的多个滋养体的集合体称假包囊。

（二）包囊

包囊呈圆形或椭圆形，大小为 5～100μm，外有一层富含弹性的坚韧囊壁。囊内缓殖子可不断增殖，在一定条件下可破裂，缓殖子重新进入新的细胞形成新的包囊，包囊可长期在组织内生存。

（三）卵囊

卵囊呈圆形或椭圆形，大小为 10～12μm，具两层光滑透明的囊壁，其内充满均匀小颗粒。成熟卵囊含 2 个孢子囊，每个孢子囊分别含有 4 个相互交错、新月形的子孢子（图 6-7，见书末）。

二、生 活 史

弓形虫生活史包括有性生殖和无性生殖阶段。猫既是弓形虫的终宿主又是中间宿主。此外，哺乳动物、鸟类、鱼类和人都可作为中间宿主。卵囊、包囊和假包囊都可作为感染阶段。

（一）终宿主体内的发育

终宿主将成熟的包囊、卵囊或假包囊吞入消化道，包囊内的缓殖子、卵囊内子孢子、假包囊内的速殖子逸出，侵入小肠上皮细胞发育繁殖，形成多个核的裂殖体，成熟后释出裂殖子，经数代增殖后，发育为雌雄配子体，并受精成为合子，形成卵囊，卵囊突破上皮细胞进入肠腔，随粪便排出体外，卵囊一般日排量 1 000 万，对外界环境、酸、碱、消毒剂均有很强的抵抗力，在室温可存活 3～18 个月，猫粪内可达 1 年。卵囊在适宜的环境中经 2～4d 发育为成熟卵囊（感染性卵囊），成熟卵囊是重要的感染阶段。

（二）中间宿主体内的发育

当终宿主排出的卵囊或中间宿主动物肉内的包囊或假包囊被人等中间宿主吞食后，在肠内逸出子孢子、缓殖子或速殖子，侵入肠壁下小血管随血流至全身各器官组织，如脑、淋巴结、肝、心、肺、肌肉等进入细胞内发育繁殖，直至细胞破裂，释放出的速殖子重新侵入新的细胞，反复繁殖。当机体抵抗力强时，部分速殖子侵入细胞后，特别是脑、眼、骨骼肌的虫体繁殖速度减慢，转变为缓殖子，并形成包囊，包囊在宿主体内可存活数月、数年，甚至终身。当机体免疫功能低下或长期使用免疫抑制剂时，组织内的包囊可破裂，释放出缓殖子，进入血流和其他新的组织细胞继续发育繁殖。

三、致 病

（一）致病机制

速殖子有很强的侵袭力，是弓形虫的主要致病阶段，进入有核细胞内并大量增殖破坏宿主细胞，导致组织急性炎症和坏死。包囊内缓殖子是引起慢性感染的主要原因，挤压器官，引起功能障碍或迟发性变态反应，并形成肉芽肿病变。

（二）临床分类

有先天性和获得性弓形虫病两类。

先天性弓形虫病只发生于初孕妇女，经胎盘血流传播。受染胎儿或婴儿多数表现为隐性感染；也可造成孕妇流产、早产、畸胎或死胎。

获得性弓形虫病主要经口感染，淋巴结肿大是获得性弓形虫病的主要表现，多见于颌下和颈后淋巴结。弓形虫也累及脑、眼部，引起脑炎、脑膜脑炎、视网膜脉络膜炎等弓形虫眼病。免疫功能受损或缺陷者，可使隐性感染转变为急性或亚急性感染，出现严重的全身性弓形虫病，其中多因并发弓形虫脑炎而死亡。

四、实验室诊断

（一）病原学检查

取急性期患者的体液、脑脊液、血液、骨髓、羊水、胸腔积液经离心后，取沉渣涂片，也可活组织穿刺物涂片，经吉姆萨染色后，镜检弓形虫滋养体，操作简单，但阳性率不高。

（二）免疫学检查

血清学检查是目前重要的辅助诊断手段，常用染色试验、间接血凝试验、间接免疫荧光抗体试验、酶联免疫吸附试验等免疫学方法进行临床早期诊断。

（三）分子生物学检验

DNA 探针检测弓形虫的核酸或 PCR 法扩增弓形虫的核酸，具有敏感性强、特异性强的优点。

（四）影像学检查

CT 和核磁共振可发现脑部异常。

 知识拓展

TORCH 感染

TORCH 指可导致先天性宫内感染及围产期感染而引起围产儿畸形的病原体，它是一组病原微生物的英文名称缩写，其中 T（*Toxoplasma*）是弓形虫，O（*Others*）是其他病原微生物，如梅毒螺旋体、带状疱疹病毒、细小病毒 B19、柯萨奇病毒等，R（*Rubella.Virus*）是风疹病毒，C（*Cytomegalo.Virus*）是巨细胞病毒，H（*Herpes.Virus*）即是单纯疱疹 I/II 型。TORCH 感染是严重危害新生儿健康的重要因素之一，可导致多器官损害及一系列严重后遗症。因此，为减少病残儿的出生率及提高出生人口素质，应积极做好 TORCH 感染的血清学筛查以便及早发现不良妊娠并及时处理，对优生优育具有重要现实意义。

五、流行与防治

（一）分布

弓形虫病为动物源性疾病，呈世界性分布，人群感染也相当普遍。据血清学检验，人群抗体阳性率为 25%～50%，绝大多数为隐性感染。

（二）流行环节

造成弓形虫病广泛流行的原因主要是许多哺乳动物、鸟类是本病的重要传染源，弓形虫有多个感染阶段、中间宿主广、包囊在中间宿主体内可长期存活、卵囊排放量大、滋养体、包囊、卵囊抵抗力强等因素有关。

（三）防治

加强对家畜、家禽的监测和隔离；强化肉类检疫，注意饮食卫生，不吃生或半生的肉制品；定期对孕妇做弓形虫常规检查。乙胺嘧啶、磺胺类等药物对增殖期弓形虫有抑制生长的作用。对孕妇应首选螺旋霉素。

第三节　其他人体寄生孢子虫

一、隐 孢 子 虫

隐孢子虫寄生于宿主小肠上皮内，是一种机会致病性寄生虫，引起隐孢子虫病，是人兽共患病，以腹泻为主要表现。

（一）形态

隐孢子虫的感染阶段为卵囊。卵囊呈圆形或椭圆形，直径 4～6μm，成熟卵中内含 4 个裸露的子孢子和由颗粒物组成的残留体，子孢子为月牙形。在改良抗酸染色法染色标本中，卵囊为玫瑰红色，背景为蓝绿色，囊内子孢子排列不规则，呈多态状。

（二）生活史

隐孢子虫生活史简单，不需转换宿主。生活史有无性生殖和有性生殖阶段，滋养体、裂殖体、配子体、合子和卵囊五个不同发育时期，均在同一宿主体内进行，虫体在宿主体内发育的时期，称为内生阶段。随宿主粪便排出的卵囊具感染性（图6-8）。

（三）致病

寄生的肠黏膜表面可出现凹陷或呈火山口状，肠绒毛萎缩，变短变粗或融合、移位和脱落，上皮细胞老化和脱落速度加快，破坏了肠绒毛的正常功能，影响消化吸收而发生腹泻。粪便多呈水样。免疫缺陷者症状严重，常伴剧烈腹痛、水、电解质紊乱和酸中毒，并发肠外器官隐孢子虫病。隐孢子虫合并 HIV 感染，为艾滋病患者主要致死原因之一。

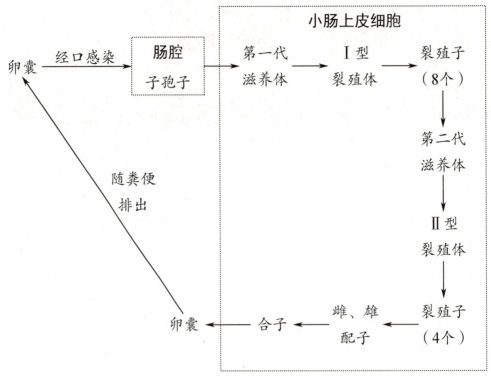

图 6-8　隐孢子虫的生活史

（四）实验室诊断

早期隐孢子虫病可进行肠黏膜活组织检查,中晚期患者可以从粪便中检查卵囊确诊。粪便直接涂片染色法多用金胺-酚染色法、改良抗酸染色法、金胺-酚改良抗酸染色法等。

（五）流行与防治

隐孢子虫病多发生于婴幼儿、艾滋病患者、免疫抑制剂治疗的患者,农村多于城市,经济落后、卫生状况差的地区比发达地区多,畜牧地区比非牧区多。患者是主要的传染源,其粪便和呕吐物中含大量卵囊,污染水源和食物,可引起人与人的交叉感染,重者可引起暴发流行。预防的关键是加强粪便管理和水源管理,注意个人卫生,保护免疫功能缺陷或低下的人群,增强免疫力,避免与患者接触。因卵囊抵抗力强,常用 10% 甲醛、5% 氨水,65～70℃加热 30min 杀死卵囊。隐孢子虫病治疗至今尚无特效药物,用螺旋霉素和大蒜素胶囊治疗,有一定效果。

二、卡氏肺孢子虫

卡氏肺孢子虫简称肺孢子虫,主要寄生于人和其他哺乳动物的肺组织内,引起卡氏肺孢子虫肺炎（PCP）,又称肺孢子虫病,是艾滋病患者最常见的机会性感染和死亡的主要原因之一。

（一）形态和生活史

卡氏肺孢子虫生活史有滋养体和包囊。滋养体呈多形态,大小为 2～5mm,经吉姆萨(Giemsa)染色后,胞质为浅蓝色,胞核 1 个,为深紫色。包囊呈圆形或椭圆形,直径为 4～6mm,囊壁较厚,吉姆萨染色囊壁不着色,透明似晕圈状或环状,成熟包囊内含有 8 个香蕉形囊内小体,各有 1 个核。囊内小体的胞质为浅蓝色,核为紫红色。包囊经空气传播进入肺内,经过滋养体、囊前期和包囊期 3 个时期的发育。

（二）致病

卡氏肺孢子虫为机会性致病原虫。当宿主免疫力低下时,引起卡氏肺孢子虫肺炎或称肺孢子虫病。临床表现可分为两种类型。

1. 婴儿型　又称流行型,多发于 6 个月内的早产儿及营养不良的婴儿,患儿出现干咳,突然发热、呼吸、脉搏增快,严重时呼吸困难和发绀导致死亡。

2. 成人型　又称散发型,多发于免疫功能缺陷或大量的免疫抑制剂、抗肿瘤药物及放射治疗者。由于艾滋病的流行,本病发病率逐年上升,多表现为干咳、呼吸困难、发绀、精神不安、咳嗽无痰,肺部无明显的啰音。X 线检查显示两肺弥散性阴影或斑点状阴影。急性期时,血沉加快,原发疾病加重,如果治疗不及时,2～6 周内死亡。

（三）实验室诊断

1. 病原学检查　收集痰液或支气管分泌物涂片镜检,但阳性率很低;穿刺肺活检、支气管镜肺活检或开胸肺活检可以提高检出率。

2. 免疫学检查　常用间接免疫荧光抗体试验、酶联免疫吸附试验或补体结合试验。但由于大多数正常人都曾有过肺孢子虫隐性感染,血清中都有特异性抗体存在,故特异性不高。

（四）流行与防治

卡氏肺孢子虫肺炎呈世界性分布。空气传播是主要途径,所以要加强呼吸道的预防保护。卡氏肺孢子虫肺炎如不及时治疗,病死率很高。常用药物有戊烷脒,乙胺嘧啶及复方新诺明。

章末小结　　本章学习重点是疟原虫、刚地弓形虫、隐孢子虫、卡氏肺孢子虫的形态特征,感染阶段,感染方式和实验诊断方法。学习难点为能准确辨认红内期疟原虫的形态。在学习过程中注意规范化操作,培养良好的沟通能力及团队协作精神和严谨、科学、精益求精的职业精神。

（曾　锦）

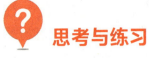 **思考与练习**

一、名词解释

1. 疟疾的发作

2. 凶险型疟疾

3. 疟疾复发

4. 疟疾再燃

5. 假包囊

6. 环状体

7. 肺孢子虫病

二、简答题

1. 疟疾的实验室检查方法有哪些?

2. 疟疾患者规律性寒战、高热、出汗退热的原因是什么?

3. 疟疾引起贫血的原因有哪些?

4. 弓形虫病广泛流行的原因有哪些?

5. 弓形虫病的实验室检查方法有哪些?

6. 弓形虫病的防治措施有哪些?

7. 隐孢子虫感染的实验室检查方法有哪些?

8. 卡氏肺孢子虫肺炎的实验室检查方法有哪些?

第三篇 医学节肢动物

节肢动物是无脊椎动物中最大的一个门类,分布广泛且与人类关系密切。有些种类通过骚扰、吸血、螫刺、寄生、传播多种疾病而危害人体健康,称为医学节肢动物(*medical arthropod*)。

一、形态及分类

节肢动物的形态特征是:①躯体分节,左右对称,具分节的附肢;②体表骨骼化,由坚韧的几丁质外骨骼组成;③循环系统开放式,整个循环系统的主体称为血腔,内含血淋巴;④发育过程中都有变态和蜕皮现象。

节肢动物门通常分为 13 个纲,其中与医学有关的节肢动物分属于甲壳纲、多足纲、唇足纲、蛛形纲和昆虫纲 5 个纲,最重要的是昆虫纲和蛛形纲,两者主要特征见医学节肢动物表 1。

医学节肢动物表 1 昆虫纲与蛛形纲的主要特征

纲	虫体特征	触角	足	翅	重要虫种
昆虫纲	分头、胸、腹,有明显节	1 对	3 对	有或无	蚊、蝇、蚤、白蛉等
蛛形纲	分头胸和腹,或头胸腹合一	无触角,有螫肢	成虫 4 对,幼虫 3 对	无	蜱、螨、蜘蛛等

二、对人体的危害

医学节肢动物对人体的危害包括直接危害和间接危害两种类型,后者更为重要。

1. 直接危害 指医学节肢动物通过直接骚扰和吸血、螫刺和毒害、寄生以及由其引发的超敏反应等。如蚊、蚤、虱的叮刺吸血;蝇类的骚扰;疥螨寄生于皮内。

2. 间接危害 指医学节肢动物携带病原体并传播疾病。传播病原体的节肢动物称媒介节肢动物(简称媒介或虫媒)。节肢动物传播的疾病称为虫媒病。根据病原体与节肢动物的关系,将虫媒病的传播方式分为以下两类:

（1）机械性传播：有些节肢动物在传播疾病时，病原体在节肢动物的体表或体内无明显形态和数量的改变，节肢动物在传播中仅起携带、输送病原体的作用，这种传播方式称为机械性传播。如蝇传播痢疾、伤寒、霍乱等。

（2）生物性传播：某些节肢动物在传播疾病时，病原体必须在节肢动物体内经过一定时间的发育、繁殖或完成生活史某一阶段，才能传播给新的宿主，这种传播方式称为生物性传播。如蚊传播疟疾、丝虫病，恙螨传播立克次体病等。

三、防治原则

综合防治是节肢动物防治的一种综合性策略，同时又是一种防治思路，包括环境治理、物理防治、化学防治、生物防治、遗传防治及法规防治6个方面。它从媒介与生态环境和社会条件的整体观点出发，标本兼治，以及安全（包括对环境无害）、有效、经济和简便的原则，因地因时制宜地对防治对象采取各种合理手段和有效方法，组成一套系统的防治措施，把目标节肢动物的种群数量降低到不足以传播疾病的程度。

（一）环境防治

环境防治是根据媒介节肢动物的滋生、栖息、行为习性及其他生态学特点，通过合理的环境处理、改造，减少或清除媒介节肢动物赖以生存的滋生及栖息场所。与此同时，要注意保护益虫及天敌的生存环境，最终达到控制媒介节肢动物种群的目的。

（二）物理防治

物理防治是利用机械力、热、光、声、放射线等物理方法，捕杀、隔离或驱走节肢动物。物理防治使用方便、不污染环境、不存在抗药性。例如，开水烫蝇蛆，挂蚊帐防止蚊虫叮咬；利用灯光、声波和紫外线诱杀、诱捕或驱避媒介节肢动物等。

（三）化学防治

化学防治系指使用天然或合成的化学物质，以不同的剂型和途径毒杀、驱避或诱杀节肢动物。化学防治虽然存在抗药性和环境污染问题，但它具有使用方便、见效快、适于大规模应用等优点，所以仍然是目前病媒节肢动物综合防治中的重要手段。使用化学杀虫剂前必须了解有关病媒节肢动物的食性、栖性、活动和对杀虫剂的敏感性，以选择最佳种类或剂型。常用的化学杀虫剂主要包括有机氯类、有机磷类、氨基甲酸酯类、拟除虫菊酯类和昆虫生长调节剂等。

（四）生物防治

生物防治是利用生物或生物代谢产物来控制或消灭医学节肢动物的一种防治方法。生物防治特异性强、对非目标生物和有益生物无害，不污染环境，已成为目前医学节肢动物防治的主要方向之一。

（五）遗传防治

遗传防治是通过改变或移换昆虫的遗传物质，以降低其繁殖势能或生存竞争力，从而达到控制或消灭一个种群的目的。例如，释放大量用照射、化学剂、杂交的方法处理的绝育雄虫，或者通过释放遗传变异的能育害虫，包括胞质不育、染色体易位、性畸变和带致死因子的害虫。

（六）法规防治

指利用法律或条例规定，防止媒介节肢动物的传入，对某些重要害虫实行监管，或采取强制性措施，消灭某些害虫。通常包括检疫、卫生监督和强制防治三方面。

第七章 ｜ 昆虫纲

07章 数字资源

学习目标

1. **掌握**：蚊、蝇、蚤、虱、白蛉的危害及防治原则。
2. **熟悉**：蚊、蝇、蚤、虱、白蛉的主要形态结构特点。
3. **了解**：蚊、蝇、蚤、虱、白蛉的生活史与生态特点。
4. **学会**：常见昆虫纲寄生虫的辨别及预防感染措施。
5. **具备**：独立完成对昆虫标本的基本检验技能。

昆虫纲是医学节肢动物门中数量最大、种类最多的一个纲，与人类生活和健康密切相关。昆虫纲的主要特征是成虫体左右对称，分为头、胸、腹3部分，头部有口器及触角、复眼各1对，胸部有足3对，腹部的外生殖器特别是雄性外生殖器是鉴定昆虫种类的重要依据。

昆虫的发育需胚胎发育和胚后发育2个阶段，胚胎发育在卵内完成，胚后发育即为变态（*metamorphosis*）发育。昆虫从卵发育至成虫的过程中，其形态结构、生理功能、生活习性及行为和本能上发生的一系列变化的总和，称为变态。变态分为完全变态（全变态）和不完全变态（半变态）2个类型。

1. 完全变态　发育过程经卵、幼虫、蛹、成虫4个阶段，其特点是要经历一个蛹期，各期之间在外部形态和生活习性有显著差别，如蚊、蝇等。

2. 不完全变态　发育过程经卵、若虫、成虫 3 个阶段,不需要经历蛹期,若虫与成虫的形态特征及生活习性差别不显著,仅是体积小、性器官还未发育成熟。如虱、蜱等。

在发育过程中,幼虫破卵而出的过程称为孵化;幼虫或若虫两次蜕皮之间的阶段称为龄期,代表幼虫的发育程度,每蜕皮一次即进入一个新龄期;幼虫发育为蛹的过程称为化蛹;成虫破蛹壳而出的过程称为羽化。

第一节　蚊

 案例导学

患者,男,7 岁。3 日前无明显诱因突起发热,体温达 39.5℃,伴头痛、呕吐,无腹痛、腹泻。当地卫生所给予抗炎、输液等治疗,症状无缓解。1 日前出现神志不清,呼之不应,为进一步诊治转至上级医院。头颅 CT 扫描示脑膜脑炎改变。脑脊液稍混浊,查到乙型脑炎病毒抗体。

请思考:

1. 该患者所患何病?

2. 该患者如何患病?

3. 结合我国"爱国卫生运动"取得的成就,谈谈对该病传播媒介的防治可采取哪些措施?

蚊(*mosquito*)属节肢动物门、昆虫纲、双翅目、蚊科,是重要的病媒节肢动物,我国已发现 370 余种,与疾病传播有关的蚊类主要是按蚊属、库蚊属、伊蚊属。

一、形　态

(一)成虫

蚊成虫体细,长 1.6～12.6mm,体表有鳞片呈灰褐、棕褐或黑色,分头、胸、腹三部分(图 7-1)。

1. 头部　呈半球形,有复眼、触须、触角各 1 对。触角分 15 节,节之间长有轮毛,雌蚊的轮毛短而稀,雄蚊的轮毛长而密。在头部的前下方伸出 1 根细长针状结构的刺吸式口器,称为喙。喙包含有上下颚各 1 对、上内唇和舌各 1 个,包藏在鞘状下唇内。

雌蚊上颚和下颚末端呈锯齿状,是刺入皮肤的主要工具。上内唇和舌组成食管,以吸取液体食物。雄蚊上颚和下颚都已退化,故不能刺入皮肤吸血。喙两侧有触须 1 对,常作为分类依据。

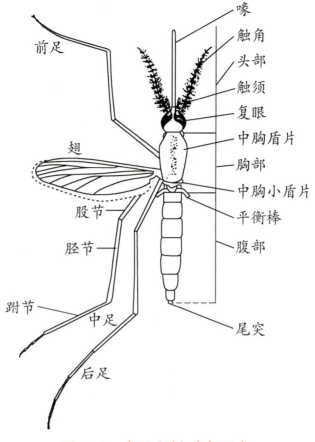

图 7-1　成蚊（雌）外部形态

2. 胸部　分前胸、中胸、后胸 3 节。中胸最发达，有 1 对翅，翅脉有鳞片覆盖的白斑或暗斑是鉴定蚊种的重要依据。每胸节有足 1 对，细长，后胸有 1 对由翅演变而来的平衡棒。

3. 腹部　分 11 节，最末 3 节演变为外生殖器。雌蚊末端有 1 对尾须，雄蚊则为钳状抱器，是鉴定蚊种的重要依据。

（二）虫卵

蚊虫卵较小，长 0.5～1.0mm，形状因种而异，外有卵壳（图 7-2）。

（三）幼虫

蚊幼虫俗称子孓，分头、胸、腹三部分。头部有触角、复眼、单眼各 1 对，咀嚼式口器，两侧有细长密集的口刷，通过口刷的迅速摆动摄取食物。胸部方形，前、中、后胸融为 1 节。腹部细长，9 节，第 8 节的背面有气门或呼吸管，按蚊第 8 节背面为气门，库蚊和伊蚊为呼吸管，但库蚊呼吸管细长。伊蚊呼吸管粗短，为幼虫期蚊种分类的重要依据。

（四）蛹

侧面观呈逗点状，分头胸部和腹部，不摄食，能运动。胸背两侧有呼吸管一对，是鉴别蚊种的重要依据。

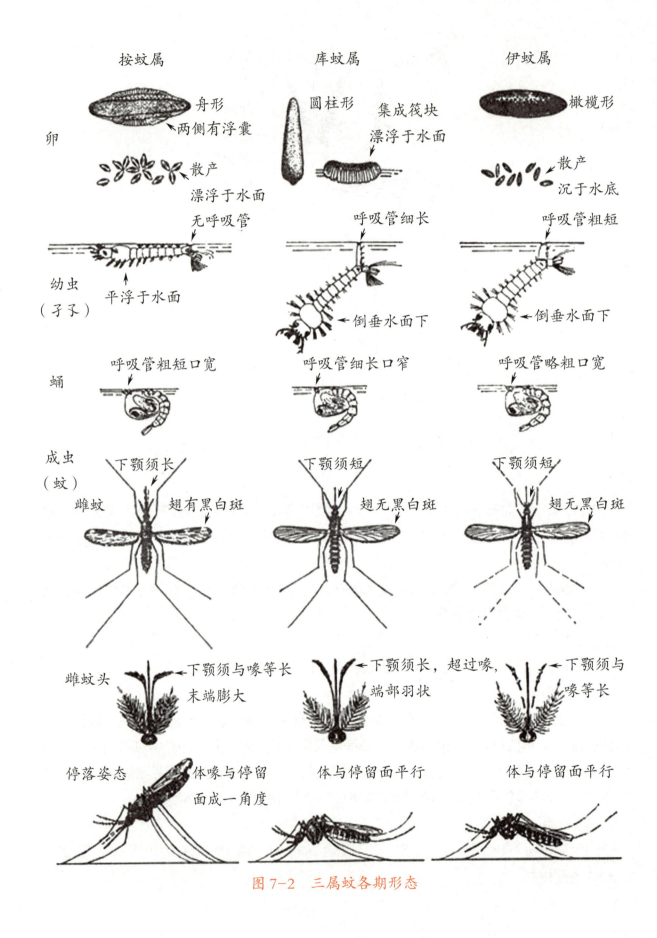

图7-2 三属蚊各期形态

126

二、生活史与生态

（一）生活史

蚊的发育为全变态，生活史分卵、幼虫、蛹和成虫4个时期。雌、雄蚊交配后，雌蚊吸血使卵巢发育，产卵于水中，夏季一般2～3d孵出幼虫，幼虫在水中生活，蜕皮4次变为蛹，蚊蛹不食能动，之后羽化为成蚊。蚊完成生活史需9～15d，一年可繁殖7～8代。雌蚊寿命1～2个月，雄蚊1～3周。

（二）生态

1. 孳生习性　各种蚊虫对孳生环境有不同的选择，一般可分为五种类型：静水型（稻田、芦苇塘等）、缓流型（溪流等）、丛林型（泉潭等）、污水型（下水道、污水坑等）和容器型（树洞、竹筒、盆、罐等积水）。

2. 成蚊交配　成蚊羽化后1～2d便可交配，通常在黄昏或黎明群舞时交配。

3. 吸血习性　雄蚊不吸血，以植物汁液及花蜜为食。雌蚊必须吸血后卵巢才能发育、产卵繁殖后代。吸血对象因蚊种而异，大劣按蚊、嗜人按蚊、白纹伊蚊等偏嗜人血；中华按蚊、三带喙库蚊等偏嗜畜血。

4. 栖息与活动　雌蚊吸血后寻找阴暗、潮湿、避风的场所栖息，待血液消化，卵巢成熟。蚊的栖息习性大致可分为家栖型、半家栖型和野栖型三类。蚊的活动与温度、光照及风力等因素有关。除伊蚊多在白天活动外，多数蚊种在夜晚活动。

5. 季节消长和越冬　蚊的季节消长受温度、湿度和雨量等因素的影响。蚊越冬是对气候变化的一种生理适应反应，可在不同虫期进行，因蚊种而异。全年平均温度达10℃以上的地区，蚊无越冬现象。

三、与疾病的关系

蚊虫除通过叮刺吸血、骚扰等直接危害人类外，更重要的是作为媒介传播多种疾病，主要有疟疾、丝虫病、流行性乙型脑炎、登革热等。

四、防治原则

由于蚊虫的抗药性愈来愈严重，单纯依赖化学灭蚊已不可取，防治应采取有效合理的综合治理措施：

1. 环境治理　改变孳生环境，通过清除积水、疏通下水道、稻田间歇灌溉等措施来达到灭蚊防蚊的目的。

2. 物理防治　常用方法有安装纱窗、蚊帐、驱蚊灯等。

3. 化学防治　采用小范围喷洒化学杀虫剂。

4. 生物防治　稻田养鱼灭蚊幼虫等。

5. 遗传防治　利用分子生物学技术对蚊种进行基因转化,降低蚊种传媒能力及生殖能力,但目前该研究仍处于实验阶段,将来有望在蚊虫防治发挥重大作用。

6. 法规防治　利用法律或法规对蚊虫的防治进行监督,加强机场和港口蚊虫的检疫,防止病媒蚊虫的传入及扩散。

第二节　蝇

 案例导学

患者,男,50 岁。自诉两日前右眼被飞蝇撞后痒、涩、痛、流泪,用氯霉素眼液两日后症状无缓解。经查:右眼睑轻度肿胀,结膜充血、水肿及散在出血点。裂隙灯下见上睑穹窿部有白色蛆虫蠕动,虫体长约 2mm,头部有黑点,扁型,光照后爬行加快。立即点 1% 地卡因,用棉签将蝇蛆拭出,共 3 条,点抗生素滴眼液后治愈。

请思考:

1. 蝇蛆可以寄生于人体哪些部位?

2. 蝇还可以导致哪些疾病?

蝇(fly)属于节肢动物门、昆虫纲、双翅目,种类繁多,分布广泛,可传播多种疾病,与人类疾病有关的蝇种多属蝇科、狂蝇科、麻蝇科、丽蝇科。

一、形　态

(一)成虫

成蝇长 3～14mm,常呈暗灰、黑灰、褐色,多种带有金属光泽,全身被有鬃毛。

1. 头部　近半球形,两侧有 1 对复眼,大而明显。头顶部有 3 个单眼,呈倒三角形排列。触角 1 对,位于颜面中央。非吸血蝇类为舐吸式口器(占绝大多数),吸血蝇类为刺吸式口器。

2. 胸部　前胸、后胸退化,中胸特别发达。中胸背板两侧有 1 对翅,翅有 6 条纵脉,第 4 纵脉的弯曲度为分类特征。足 3 对,末端有爪及爪垫各 1 对,爪垫发达,有黏附作用并可携带大量病原体,成为重要的传播媒介。

3. 腹部　分 10 节,一般仅可见 5 节,其余退化或衍生为外生殖器。雄蝇外生殖器是分类的重要特征。

（二）卵

椭圆形或香蕉形,长约1mm,乳白色,常堆积成块状。经1d孵化。

（三）幼虫

俗称蛆,乳白色,多数为圆柱形,前尖后钝,无足无眼。幼虫后气门为分类的重要依据。

（四）蛹

呈圆筒状,棕褐色或黑色,体表被有蛹壳,不食不动。

二、生活史与生态

（一）生活史

除少数蝇类(如麻蝇)为卵胎生,直接产幼虫外,蝇的生活史一般分为卵、幼虫、蛹和成虫4个阶段,为全变态发育(图7-3)。成蝇羽化1~2d后进行交配,数日后雌蝇在孳生地产卵,夏季一般1日孵出幼虫,幼虫在孳生地觅食,4~8d发育为成熟幼虫,爬到孳生物周围干燥、疏松的土层内化蛹,不食不动,3~6d后羽化为成蝇。

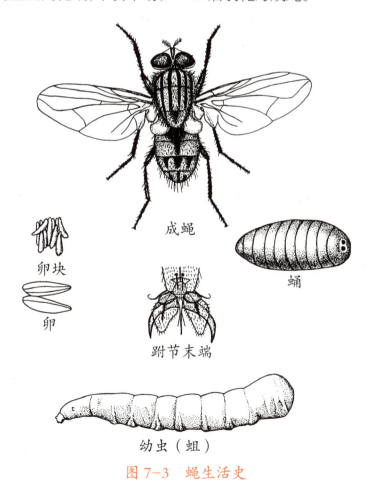

成蝇

卵块

卵

蛹

跗节末端

幼虫（蛆）

图7-3 蝇生活史

（二）生态

1. 孳生习性　蝇类多孳生于腐败有机物,根据孳生地性质可分为粪便类、腐败动物类、腐败植物类、垃圾类、寄生类5类。蝇种不同,孳生场所不同。

2. 食性　成蝇的食性分为3类,不食蝇类口器退化,不能取食,如狂蝇、皮蝇;吸血蝇类以动物与人的血液为食,雌、雄性均吸血,如螫蝇;非吸血蝇类多为杂食性,取食频繁,且边食、边吐、边排粪,该习性与蝇类机械性传播疾病密切相关。

3. 栖息与活动　蝇类的栖息场所和活动因种类而异。蝇类的活动主要受温度和光照的影响,如家蝇在4～7℃仅能爬动,20℃以上才比较活跃,在30～35℃时最活跃。大多数蝇类在白天活动,夜间常栖息在白天活动的场所,如家蝇常栖息在室内的天花板、墙、电线或悬空的绳索上。蝇善飞翔,如家蝇每小时可飞行6～8km,通常活动范围为1～2km内,有时可随车、船、飞机等交通工具扩散。

4. 季节消长和越冬　我国常见蝇种的季节分布大致可分为:春秋型(如巨尾阿丽蝇)、夏秋型(如大头金蝇、丝光绿蝇)、夏型(如厕螫蝇)和秋型(主要为家蝇)。其中以夏秋型和秋型蝇类与夏秋季肠道传染病的关系最为密切。大多数蝇类以蛹越冬,少数以幼虫或成蝇越冬。

三、与疾病的关系

蝇主要通过机械性传播携带病原体,污染食物和水源从而传播伤寒、霍乱、阿米巴痢疾、蛔虫病等。有些蝇幼虫寄生于人和动物组织或器官引起蝇蛆病,如胃肠蝇蛆病、眼蝇蛆病、皮肤蝇蛆病等。

 知识拓展

蝇蛆病

蝇蛆病(myiasis)是寄生虫病的一种,为蝇的幼虫——蛆寄生人或动物的身体组织中而引起的疾病,其主要临床表现为蝇蛆对宿主的机械刺激,患者会感到身体组织有刺痛、痒、异物感、移行感等,可导致组织受损,严重者可因细菌感染而致死。临床上按寄生部位常分为皮肤蝇蛆病、眼蝇蛆病、胃肠蝇蛆病、泌尿生殖道蝇蛆病、创伤蝇蛆病和耳、鼻、咽、口腔蝇蛆病。我国报道的蝇蛆病病例中,最常见的是皮肤蝇蛆病和眼蝇蛆病,一般取出幼虫后症状会消失,无后遗症。

四、防治原则

灭蝇的基本原则与蚊相似,采取综合性防治措施:

1. 环境治理　搞好环境卫生,消除蝇的孳生地等。

2. 物理防治　安装纱窗纱门;直接拍打、粘蝇纸粘捕等。

3. 化学防治　在蝇孳生地或栖息场所喷洒化学杀虫剂。

4. 生物防治　利用蝇的天敌如寄生蜂灭蝇蛹;利用致病性生物苏云金杆菌 H-9 的代谢物灭蝇的幼虫。

第三节　蚤

 案例导学

患者,男,14 岁,学生,因发热、头痛、颈痛、全身酸痛 3d,入院治疗。查体:体温 38.5℃,全身无皮疹,心肺无异常,肝脾不肿大,肝功、肾功、大小便常规均未见异常。按一般感染给予青霉素治疗无效。怀疑"伤寒",查肥达反应阴性,外斐反应阳性。追问病史,患者居住旧平房内,老鼠较多,于发病前约 2 周,曾全身瘙痒,有抓痕。根据流行病学特点、临床表现、外斐反应,认定为"地方性斑疹伤寒",换用氯霉素后 2 日体温逐渐下降,症状逐步消失,于第 5d 体温完全恢复正常。

请思考:

1. 患者是如何患病的?

2. 该病传播媒介主要生活在人的住房和动物栖息场所。卫生条件越差,危害越严重。在日常生活中,如何预防?

蚤(flea)俗称跳蚤,属节肢动物门、昆虫纲、于蚤目,寄居于宿主体外,能传播鼠疫等多种人兽共患病。

一、形　态

(一) 成虫

蚤成虫体小,侧扁,长约 3mm,棕黄或棕黑色,体表有向后生长的鬃、毛、刺、栉。体分头、胸、腹三部分,头部略呈三角形,有发育程度不同的眼,有触角和刺吸式口器。胸部分 3 节,无翅,3 对足长而发达,善跳跃。腹部分 10 节(图 7-4)。

(二) 卵

蚤卵呈椭圆形,长 0.4～1.0mm,外表光滑,呈乳白色或淡黄色。

(三) 幼虫

蚤幼虫圆柱形,乳白色,无眼无足,咀嚼式口器。

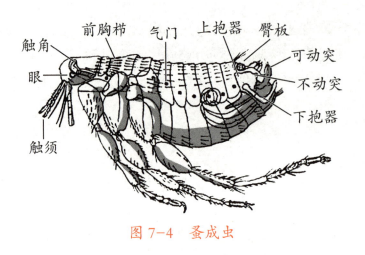

图 7-4　蚤成虫

（四）蛹

蚤蛹体外有茧,黄白色,已具有成虫的雏形,头、胸、腹、足已形成。

二、生活史与生态

（一）生活史

蚤的发育为全变态,生活史分卵、幼虫、蛹和成虫 4 个时期(图 7-5)。雌、雄成蚤交配后,雌蚤产卵,温、湿度适宜时,约经 5d 孵出幼虫,幼虫经 2~3 周后吐丝化茧作蛹,蛹期一般 1~2 周,在外界刺激下羽化为成蚤。蚤的寿命约 1~2 年。

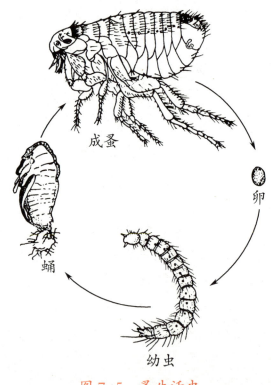

图 7-5　蚤生活史

（二）生态

1. 孳生习性　蚤喜欢阴暗、温湿的环境，一般孳生于居室、巢舍、洞穴等地，宿主广泛。

2. 吸血习性　雌雄蚤均吸血，吸血活动频繁，时吸时停，边吸边排粪。

3. 活动　蚤善跳跃，可在宿主体表和窝巢内外自由活动。蚤成虫对宿主体温反应敏感，当宿主体温升高或下降时，便很快离开，寻找新的宿主，这一习性在蚤传播疾病上具有重要意义。

4. 季节消长和越冬　蚤类季节消长大致可分为 5 型：春季型、夏季型、秋季型、冬季型、春秋型。同一种蚤在不同地区的消长高峰不相同，如印鼠客蚤在东北地区为八九月，雷州半岛为四月至六月。蚤类的越冬，宿主不冬眠的，蚤可继续发育和繁殖；宿主冬眠的，蚤以成虫和蛹越冬。

三、与疾病的关系

蚤对人体的危害除叮刺吸血引起皮肤瘙痒等直接危害外，还能传播鼠疫、地方性斑疹伤寒及绦虫病等。

四、防治原则

以防鼠灭鼠为主，清除鼠窝、堵塞鼠洞，处理下水道及城乡垃圾减少鼠患，保持环境卫生，勤洗晒衣服被褥，防止蚤孳生。加强猫、狗的管理，定期用药液给洗澡，药物喷洒猫、狗等畜舍，常用药物有敌百虫、敌敌畏、氯菊酯、倍硫磷、灭害灵等。

第四节　虱

 案例导学

患者，男，30 岁。因工作原因，常常要出差，都是住宾馆里面。近期发现阴部皮肤出现小红点，不痒，未引起重视。1 周后，瘙痒感增加，出现丘疹，发现阴毛上有灰白色小虫和白色椭圆虫卵，于是取下小虫 5 只、虫卵 3 个送检，经鉴定为耻阴虱。

请思考：

1. 患者是如何感染耻阴虱的？

2. 结合耻阴虱感染的特点，如何宣传防治措施及其危害？

虱（louse）属节肢动物门、昆虫纲、虱目，寄生人体的虱有两种，即人虱和耻阴虱。

一、形　态

（一）成虫

1. 人虱　有头虱和体虱两个亚种，两者形态相似，背腹扁平，体狭长，灰白色，雌虱长约 4.4mm，雄虱稍小。头部小略呈菱形，触角短，眼明显，位于触角后方。口器为刺吸式，吸血时伸出。胸部 3 节融合，无翅，有 3 对粗壮的足，末端形成强有力的抓握器。腹部呈长椭圆形，分节明显（图 7-6）。雄虱腹部末端钝圆，雌虱腹部末端呈"W"形。

2. 耻阴虱　形态结构似体虱，但体宽短，形似蟹状（图 7-6）。

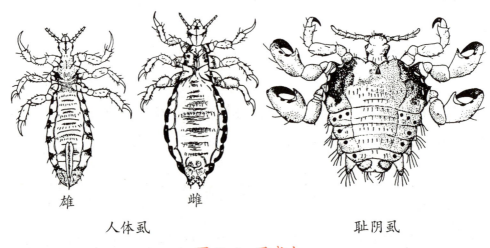

雄　　　　　　雌

人体虱　　　　　　　耻阴虱

图 7-6　虱成虫

（二）卵

虱卵俗称虮子，白色或灰白色，稍透明，椭圆形，长 0.8～1.0mm，一端有盖。常黏附在毛发或衣服纤维上。

（三）若虫

虱若虫形态基本上与成虫相似，仅颜色稍淡，个头稍小，生殖器官未发育成熟。

二、生活史与生态

（一）生活史

虱的发育为不完全变态，生活史有卵、若虫和成虫 3 个阶段。雌、雄虱交配后，雌虱产卵，卵为白色，有黏性。卵约经 1 周孵出若虫，若虫经 3 次蜕皮发育为成虫。完成一代生活史人虱需 23～30d，耻阴虱需 34～41d。虱的寿命约 1 个月。

（二）生态

1. 产卵习性　头虱主要寄生于人耳后发根及后颈；体虱主要寄生于内衣、裤的皱缝，以衣领、裤腰等处为多。耻阴虱多寄生于人会阴部,但也可寄生于眼睫毛甚至胡须上。

2. 吸血习性　成虫和若虫均嗜吸人血,耐饥力差,每日吸血数次,边吸血边排粪。

3. 活动与播散　虱对温度和湿度都敏感,不喜欢潮湿和高温。当宿主体温升高或下降时,虱即离开宿主,这一习性利于虱的播散和疾病的传播。人虱的播散主要通过直接或间接接触引起,如共用被褥、毛巾等。耻阴虱主要通过性接触传播。

三、与疾病的关系

虱叮咬后,局部皮肤可出现瘙痒和丘疹,搔破后可继发感染。寄生于睫毛上的耻阴虱多见于婴幼儿,引起眼睑奇痒、睑缘充血等。人虱传播的疾病主要为流行性斑疹伤寒、回归热、战壕热等。

四、防 治 原 则

人虱主要通过接触而传播。因此,注意个人卫生,保持衣被清洁是预防虱感染的重要措施。灭虱的物理方法有对衣物被褥的蒸煮、熨烫、冷冻等;化学方法有使用灭虱灵、二氯苯醚菊酯乳剂等进行喷洒、浸泡。对人头虱和耻阴虱可剃去毛发,用二氯苯醚菊酯、百部酊等涂擦毛发灭虱,忌用农药灭虱,以防中毒。

第五节　白　　蛉

 案例导学

患者,男,33岁,因高热、头痛入院就诊。自诉一个月前开始发病,并有间歇性发热,医院感染科以"发热原因待查"收入院,入院检查:体温38.6℃,血压110/80mmHg,体重59千克,比病前的体重下降了8千克,脾脏轻度肿大,神志清楚,发热面容,心肺及皮肤未见异常;血沉增高;骨髓片中查出利什曼原虫无鞭毛体,骨髓培养液培养3日后查出利什曼原虫前鞭毛体。

请思考:

1. 该患者所患何病?

2. 患者是如何患病的?

3. 结合利什曼原虫的特点,该寄生虫传播媒介是什么,防治措施有哪些?

白蛉（sand fly）属节肢动物门、昆虫纲、双翅目，是一类体小而多毛的吸血昆虫。

一、形　　态

成虫长 1.5～4.0mm，体灰黄色，全身密被细毛，分头、胸、腹三部分。头部球形，有 1 对复眼，大而黑，1 对触角细长而明显，口器为刺吸式，雌蛉口器发育完善，雄蛉口器发育不全。胸部多毛，背部隆起似驼背，1 对翅狭长而尖，停落时两翅向背面竖立。腹部分节，末端 2 节转化为外生殖器。雌蛉尾须、雄蛉外生殖器，两者均为分类依据（图 7-7）。

二、生活史与生态

（一）生活史

白蛉生活史分为卵、幼虫、蛹和成虫 4 个阶段，为全变态昆虫（图 7-8）。雌蛉卵巢发育成熟后，产卵于土壤中。在适宜条件下，经 1～2 周，孵出幼虫，幼虫小毛虫状，白色。分为 4 龄。幼虫以土壤中的有机物为食，经 3 次蜕皮，发育成熟，入土化蛹，整个幼虫期 3～4 周。再经 1～2 周，羽化为成虫，成虫羽化后即可交配，雄蛉一生可交配 2～3 次，雌蛉通常一生交配一次，多在吸血前进行，吸血后 3～10d 产卵，可产卵多次，一生产卵 60～80 粒。整个生活史需 6～8 周。白蛉寿命 2～3 周，一般一年繁殖 1 代。

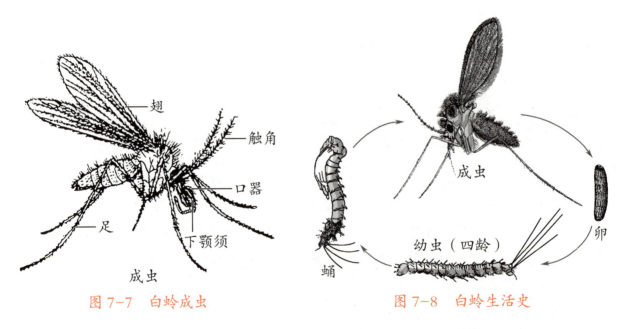

图 7-7　白蛉成虫　　　　　　　　图 7-8　白蛉生活史

（二）生态

1. 孳生习性　白蛉发育的早期阶段生活在地下约 10cm 的土壤中。孳生环境必须土质疏松、湿度适宜、富于有机物质，如屋角、窑洞的墙缝、畜圈、岩洞、鼠洞等处。

2. 吸血习性　雄蛉不吸血，以植物汁液为食。雌蛉羽化 1d 后开始吸血，多在黄昏至翌晨。

3. 活动与栖息　白蛉多在夜间活动,飞行能力较弱,做跳跃式飞行。有家栖型和野外栖型两种类型,喜阴暗、避风处。

4. 季节消长和越冬　白蛉每年出现的时间较短,3～5个月,多在夏秋出现。以4龄幼虫潜藏在浅表土层中越冬。

三、与疾病的关系

白蛉对人体不仅可以叮刺吸血,还能传播多种疾病如黑热病、东方疖、白蛉热等。

四、防治原则

白蛉活动范围小,且对药物敏感,所以宜采用以药物杀灭白蛉为主,结合环境治理和个人防护措施达到防治目的。环境治理包括整顿人房、畜舍及禽圈卫生,清除周围环境内的垃圾,以清除幼虫孳生地。纱窗、蚊帐涂擦驱避剂或用艾蒿烟熏可达到个人防护的目的。

> **章末小结**　本章学习重点是我国主要传病蚊种、蚊与疾病关系。学习难点为蚊种之间的鉴别。在学习过程中注意各种昆虫的成虫形态、生活史要点。成虫体形左右对称,分为头、胸、腹三部分,头部有口器及触角、复眼各1对,胸部有足3对。腹部的外生殖器特别是雄性外生殖器是鉴定昆虫种类的重要依据。昆虫的发育要经历变态发育,其变态发育分为完全变态和不完全变态两类。医学昆虫对人类的危害可分为直接危害和间接危害。直接危害主要是通过骚扰吸血、寄生等危害人类,间接危害主要是传播疾病。防治应采取以环境治理为主的综合防治。要求学生在实验操作时,注意操作规范、生物安全问题等。注意提高运用寄生虫检验基本技术对昆虫标本进行检验的能力。

(韩洪达)

思考与练习

一、名词解释

1. 蝇蛆病
2. 完全变态
3. 不完全变态

二、简答题

1. 医学节肢动物对人的直接危害包括哪些方面？

2. 蚊主要能传播哪些寄生虫病？

3. 虱主要能传播哪些疾病？

第八章 | 蛛形纲

08章 数字资源

学习目标

1. **掌握**：蠕形螨的形态、生活史与生态。
2. **熟悉**：常见蜱、人疥螨的生活史、生态及与疾病的关系。
3. **了解**：常见蜱、人疥螨的流行与防治原则。
4. **学会**：识别蜱螨寄生虫，预防寄生虫感染。
5. **具备**：鉴别诊断蜱螨的能力，培养实事求是和科学、严谨的工作作风。

　　蛛形纲的特征是虫体分头胸部及腹部或头胸腹愈合为一体，无触角，无翅膀，无复眼，幼虫为3对足，若虫和成虫有4对足，以气管呼吸。生活史为半变态。

第一节　蜱

 案例导学

　　患者，男，12岁。几天前到水边玩，回家后，觉得自己腿上很痒，还有点疼。妈妈掀开他的裤腿一看，发现脚腕上有一只黑色的虫子，正咬在皮肤上。妈妈随手将这个虫子拔下来，踩死了事。当天晚上，患者开始发热，以为着凉了，在当地治疗几天未能退热，后转院至上级医院，医生详细问诊后，通过检查，确诊因蜱虫叮咬而感染生病。

　　请思考：

　　1. 蜱虫主要传播的疾病有哪些？

　　2. 疫情发生时，为响应疫情防控原则，许多家庭选择就近游玩，到郊外河边、树丛游玩时需防止蜱虫的叮咬，请浅谈一下蜱虫的防治原则。

蜱(tick)属于专性体表寄生虫,与医学有关的是硬蜱(hard tick)和软蜱(soft tick)两大类。蜱是蜱螨中体型最大的一类,全世界已发现硬蜱有700多种,软蜱有150种。

一、形　　态

成虫椭圆形,表皮革质。未吸血时背腹扁平,体长2～15mm。雌蜱吸血后,躯体膨胀,最大者可达30mm。根据躯体背面有无坚硬的盾板,将其分为硬蜱和软蜱。

(一)硬蜱

硬蜱成虫呈椭圆形,分颚体与躯体两部分。颚体大(图8-1),位于躯体前端,从背面可见。躯体背面有盾板,雄蜱盾板覆盖整个背面,雌蜱、幼蜱和若蜱盾板较小,仅覆盖背面前部。

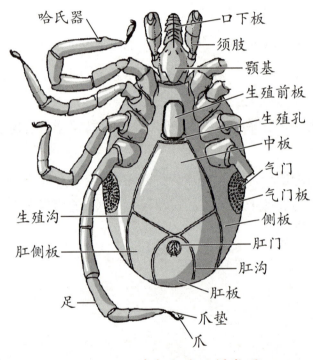

图8-1　硬蜱成虫腹面模式图

(二)软蜱

软蜱成虫呈椭圆形,分颚体与躯体两部分。颚体小,位于躯体前端的腹面,从背部看不到。躯体背面无背板,雌、雄蜱外观相似。

二、生活史与生态

(一)生活史

蜱发育过程有卵、幼虫、若虫和成虫4个阶段。卵呈球形或椭圆形,直径0.5～1.0mm,淡黄色至褐色,常堆集成堆。在适宜条件下卵经2～4周孵出幼虫。幼虫爬至宿主身上吸血蜕皮为若虫,若虫再吸血蜕皮为成虫(图 8-2)。硬蜱若虫只 1 期,软蜱有 1~6 期不等,因种类或生活条件而异。

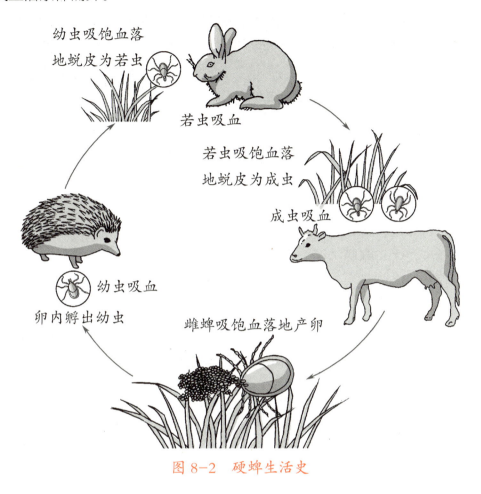

幼虫吸饱血落
地蜕皮为若虫

若虫吸血

若虫吸饱血落
地蜕皮为成虫

成虫吸血

幼虫吸血

卵内孵出幼虫

雌蜱吸饱血落地产卵

图 8-2　硬蜱生活史

(二) 生态

1. **宿主和更换宿主的类型**　宿主包括许多陆生哺乳动物和鸟类,少数爬行类和极少的两栖类。其中一些种类可侵袭人体。对宿主的专性程度因种类而异,有的具有高度专性,多数蜱种的宿主较广泛。

2. **吸血习性**　硬蜱各活动期仅吸血 1 次,多在白天侵袭宿主。软蜱中除有些种类的幼虫或 1 龄若虫或成虫不吸血外,多数种类的幼虫和各龄若虫均吸血 1 次,成虫需多次吸血。多在夜间侵袭宿主。

3. **交配和产卵**　蜱类的聚集和交配行为靠分泌信息素来调节。雄蜱一生可交配多次。雌蜱交配吸血后,过一段时间开始产卵。硬蜱一生产卵一次,软蜱一生产卵数次。某些硬蜱和软蜱有孤雌生殖现象。

4. **栖息与活动**　蜱类栖息在陆地各样的自然地带,不同蜱种的分布与气候、地势、土壤、植被和宿主等有关。硬蜱栖息与活动因种类而异,多在森林、牧场或草原。软蜱多栖息于家禽的圈舍、洞穴或鸟巢等隐蔽的场所。

5. **季节消长与越冬**　蜱在不同季节的活动,取决于其本身的发育类型以及自然条件。完成 1 代需时较短(2~3 个月)的种类,其发育周期的季节现象不明显。1 年 1 代的种类,其活动期是随着季节而变化。2 年发育 1 代的种类,其季节的表现为成虫和若虫同时间大量出现。3 年发育 1 代的种类,各活动期的大量出现在季节上是相似的。同一蜱种的季节消长也因其分布的地理纬度不同而有差异。软蜱中多数种类栖息在宿主的洞巢内,终年都可见活动。蜱多数在栖息场所越冬,硬蜱可在动物的洞穴、地表缝隙、土块下、枯枝落叶层中或宿主体表越冬。软蜱主要在宿主动物住处越冬。

三、与疾病的关系

(一)直接危害

蜱叮刺吸血时可损伤宿主局部组织,可致组织充血、水肿、急性炎症反应等,但多无痛感;某些蜱类涎液内含有麻痹神经的毒素,吸血过程中释放进入人体可引起上行性肌肉麻痹,严重时可导致蜱瘫痪。

(二)传播疾病

蜱是人兽共患病的重要传播媒介,所传播的病原体有病毒、立克次体、细菌、螺旋体等。我国已知蜱媒性疾病主要有:森林脑炎、新疆出血热、蜱媒回归热、Q 热和莱姆病等。值得注意的是蜱不仅作为传播疾病的媒介,而且蜱能将多种病原体整合到卵内,经卵传递给下一代,在流行病学上起到储存病原体的作用。

四、防治原则

(一)环境防治

牧区采取牧场轮换和牧场隔离,清理禽畜圈舍,堵洞嵌缝以防蜱类孳生;捕杀啮齿动物。

(二)化学防治

蜱类栖息及越冬场所可喷洒倍硫磷、氯吡硫磷、溴氰菊酯或顺式氯氰菊酯等,对家畜进行定期喷洒或药浴杀蜱。在林区使用烟雾剂灭蜱。杀虫剂中加入蜱的性信息素与聚集信息素可诱蜱而提高杀灭效果。

(三)生物防治

有多种捕食性天敌。白僵菌、绿僵菌及烟曲霉菌等对蜱类有致死作用。跳小蜂产卵于蜱体内,在其体内发育可使蜱死亡。

(四)个人防护

进入有蜱地区要穿防护服,扎紧裤脚、袖口和领口。外露部位要涂擦避蚊胺、避蚊酮、前胡挥发油等,或将衣服用驱避剂浸泡。离开时应相互检查,勿将蜱带出疫区。

第二节　人　疥　螨

案例导学

　　患者,男,16岁,在校学生。入学后不久,该学生指缝、腰部和阴部等部位都生了不少疹子,奇痒难忍,以晚间睡眠时尤甚。未引起该患者重视,症状越来越严重,部分皮肤开始破溃流脓。遂到医院就诊,经检查发现为疥疮感染。

　　请思考:

　　1. 疥疮的临床表现有哪些?

　　2. 请结合本案例,思考疥疮的传播方式有哪些?

　　疥螨(scab mite)寄生于人和哺乳动物的皮肤表皮角质层内。寄生于人体的疥螨为人疥螨(sarcoptes scabiei)。

一、形　　态

　　成虫体近圆形,背面隆起,腹面较平,乳白色或淡黄色。虫体分颚体和躯体两部分,颚体短小,由螯肢和须肢组成,螯肢似钳状、躯体背面有波状横纹、皮棘和刚毛。

二、生活史与生态

(一)生活史

　　发育过程有卵、幼虫、前若虫、后若虫和成虫5个阶段(图8-3)。卵呈椭圆形,淡黄色,壳薄,产出后经3~7d孵出幼虫。幼虫生活在原隧道中,经3~4d蜕皮为前若虫。雄性若虫只有1期,经2~3d蜕皮为雄螨。雌性有2个若虫期,前若虫经2~3d蜕皮为后若虫,再经3~4d蜕皮为雌螨。生活史一般需10~14d。雄螨和雌性后若虫多于夜间在人体皮肤表面进行交配。雄螨大多在交配后不久即死亡;雌性后若虫在交配后钻入宿主皮内,蜕皮为雌螨,2~3d后即在隧道内产卵。每次可产卵2~3粒,一生共可产卵40~50粒,雌螨寿命6~8周。

(二)生态

　　疥螨常寄生于人体皮肤较柔软嫩薄之处,常见于指间、手背、腕屈侧、肘窝、腋窝、脐周、腹股沟、外生殖器、股内侧和女性乳房下等处;儿童全身均可被侵犯。疥螨寄生在宿主

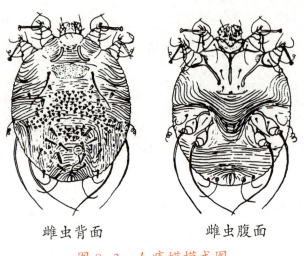

雌虫背面　　　　雌虫腹面

图 8-3　人疥螨模式图

表皮角质层的深处,以角质组织和淋巴液为食,并以螯肢和前两足跗节爪突挖掘,逐渐形成一条与皮肤平行的蜿蜒隧道,即疥螨"隧道"。

三、与疾病的关系

人疥螨引起的皮肤病,称为疥疮。人疥螨对人体的致病作用主要是雌螨挖掘隧道时对皮肤的机械性刺激和局部损伤,以及产生的排泄物、分泌物及死亡虫体的裂解物引起的超敏反应。感染初期,局部皮肤出现针尖大的丘疹小疱,以后皮内出现灰白色或浅黑色弧形或波折线状隧道。疥螨最突出的症状是剧烈瘙痒,尤其是夜间睡眠时虫体活动增强,以致奇痒难忍。患者常搔破皮肤而继发细菌感染,形成脓疱疥。

四、实验室诊断

根据接触史及临床症状可作出初步诊断,检出疥螨,则可确诊。用消毒针尖挑破隧道的尽端,取出疥螨,移至滴有甘油或 10%KOH 溶液的载玻片上镜检;或用消毒的矿物油滴于皮肤患处,再用刀片轻刮局部,将刮取物镜检。

五、防　治　原　则

疥螨多为直接传播,此外亦可通过患者的衣物、用具等间接传播。预防感染的措施主要是加强卫生宣传教育,注意个人卫生,避免和疥疮患者直接接触及使用其衣物。患者的衣物要用蒸汽或煮沸消毒处理。治疗疥疮常用 5%～10% 硫磺软膏、10% 苯甲酸苄酯、疥宁霜或菌疥散,疗效均较好。用药前用温水将患处洗净,或全身用温水淋浴,除去患处脓痂,然后涂药效果更好。一般治疗 2 个疗程,即可痊愈。

第三节　蠕　形　螨

 案例导学

患者,女,30岁。因半年来鼻翼皮肤发红、微痒、时有轻微刺痛而前来就诊。观察发现鼻两翼皮肤有鲜红色斑片,鲜红色斑片中有若干散在性小丘疹。丘疹大小约 1mm。

请思考:

1. 本病例拟诊为什么病?

2. 该疾病如何确诊?

3. 近几年,各地市大型商超的美容院,大多极力宣传除螨项目,请同学们结合所学知识,试分析螨虫的防治原则。

蠕形螨(*demodicid mite*)寄生于人和哺乳动物的毛囊和皮脂腺内,是一种永久性寄生螨。寄生于人体的蠕形螨有毛囊蠕形螨和皮脂蠕形螨两种。

一、形　　态

成虫细长呈蠕虫状,长 0.1～0.4mm,乳白色,半透明,环纹明显。颚体呈梯形,位于虫体前端。躯体分足体和末体两部分,足体约占虫体 1/4,腹面有足 4 对,足粗短呈牙突状。末体细长,尾状。毛囊蠕形螨形态较细长,末体占躯体长度的 2/3～3/4,末端钝圆。皮脂蠕形螨略粗短,末体占躯体的 1/2,末端尖细呈锥状。

二、生活史与生态

(一)生活史

两种蠕形螨的生活史相似,分卵、幼虫、前若虫、若虫和成虫 5 个阶段。雌、雄交配后雌虫产卵于毛囊内,卵一般经 60h 孵出幼虫,再经 36h 蜕皮变为前若虫,前若虫经 72h 发育为若虫,若虫静止约 60h 发育为成虫。由卵发育至成虫约需 15d。雌螨寿命 4 个月以上。

(二)生态

蠕形螨一般寄生在人体皮肤皮脂腺较发达的部位,尤以鼻翼、鼻尖(图 8-4)及眼周围、颊、前额和外耳道等处感染率较高,其次为头皮、颈、胸和背部等处。蠕形螨寄生于毛囊和皮脂腺内,以上皮细胞、腺细胞和皮脂为食。毛囊蠕形螨多群居,皮脂蠕形螨多单个寄生。蠕形螨具有负光性,但对温度、湿度较敏感,发育最适温度为 37℃,相对湿度较高有利虫体生存,干燥易使虫体死亡。

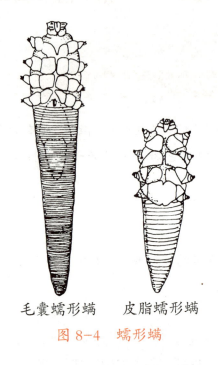

毛囊蠕形螨　　皮脂蠕形螨

图 8-4　蠕形螨

三、与疾病的关系

绝大多数人体蠕形螨感染者无自觉症状,或仅有轻微感或烧灼感。其危害程度取决于虫种、感染度和人体的免疫力等因素,并发细菌感染可加重症状,重者可引起蠕形螨病。

四、实验室诊断

从皮肤取材,镜检见蠕形螨即可确诊。皮肤感染常用皮肤刮拭法或透明胶纸法检查。透明胶纸法,即睡眠前将透明胶纸贴在受检部位,次晨揭下,贴回载玻片上镜检。外耳道感染,可取材外耳道分泌物和耵聍;眼睑感染,可取眼睑管状分泌物及病者睫毛。镜检时取受检物置载玻片上,滴 70% 的甘油少许,覆以盖片即可。

五、防 治 原 则

(一)注意个人卫生

尽量不使用他人尤其是患者、带螨者的毛巾、脸盆和枕巾等,避免和带螨者、患者直接接触,以防蠕形螨感染。

（二）治疗患者

可外用 10% 硫磺软膏、20% 苯甲酸苄酯乳剂、甲硝唑冷霜或肤螨杀定等,亦可内服甲硝唑,均有一定疗效。

蜱和螨的形态特征、寄生部位、所致疾病及实验诊断见表 8-1。

表 8-1　蜱、螨的形态特征、寄生部位、所致疾病和实验诊断

虫种	形态特征	寄生部位	所致疾病	实验诊断
蜱	由颚体和躯体组成,根据有无盾板分硬蜱和软蜱两类	宿主体表	蜱瘫痪、森林脑炎、新疆出血热、蜱媒回归热等	找到虫体
人疥螨	颚体短小,躯体呈囊状	常寄生于人体皮肤薄嫩皱褶之处	疥螨致病是由于其挖掘隧道,对皮肤产生机械性的损伤,其分泌物、排泄物产生化学的刺激,以及虫体死亡可引起过敏反应	针挑法和刮片法找出螨虫和虫卵
蠕形螨	分颚体、足体和末体三部分,有毛囊蠕形螨和皮脂蠕形螨两种	人体皮脂腺发达的部位,以颜面部为主	虫体活动的机械刺激和其分泌物、排泄物的化学刺激,使毛囊扩张、上皮变性、毛细血管增生、皮脂腺阻塞等,出现炎症反应和超敏反应	刮拭法或透明胶纸法;从皮囊或皮脂腺分泌物中检出蠕形螨病原体

章末小结

　　本章学习重点是识别蠕形螨的形态,掌握蠕形螨的生活史与生态。学习难点为蜱螨与疾病的关系。在学习中注意蜱螨的寄生部位、所致疾病及实验诊断。蛛形纲分为 11 个亚纲,其中蜱螨亚纲与人类关系最为密切。外形多呈圆形或椭圆形,虫体可分为颚体和躯体两部分,颚体位于躯体前端或前端腹面。蜱螨生活史为不完全变态,生活史过程中有卵、幼虫、若虫和成虫等发育阶段。幼虫有前幼虫期,若虫有些虫种有多个龄期。

（于海祥）

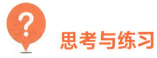 **思考与练习**

一、名词解释

1. 疥螨"隧道"

2. 蜱瘫痪

二、简答题

1. 简述疥疮的临床表现和病原学检查方法。

2. 蠕形螨所致病患者的临床表现有哪些?

附　录

实　训　指　导

实　训　须　知

寄生虫检验技术是医学检验技术及其相关专业的主要职业技能课程之一。本课程以形态学教学为基础,培养学生诊断寄生虫病的职业技能。实训教学是人体寄生虫学教学的重要环节。通过实训教学,使学生加深理解和巩固本学科理论知识,掌握常见人体寄生虫的形态结构及常用实验诊断方法和操作技能,提高分析和解决实际问题的能力,为从事寄生虫病的诊断、防治和研究工作奠定基础。因此,进行实训时必须做到:

1. 实训前应认真预习实验相关理论和实训指导内容,明确实训目的、要求和注意事项。

2. 实训课不得迟到、早退或无故缺席,必须穿好工作服,提前五至十分钟进入实训室,携带好实训物品(实验指导、绘图文具等),按指定座位入座。严格遵守实训课纪律,保持室内安静,不做与实训无关的事情。

3. 爱护显微镜,认真检查所用实训器材、标本等是否完好、齐全,如有缺损,应及时报告老师,并按学校规定进行适当赔偿。

4. 观察示教标本时(尤其是高倍镜和油镜下的标本),勿移动标本和显微镜视野。标本如不清晰,可适当调节光源或焦距细调节器,必要时请老师解决,以免影响其他同学观察。

5. 严格执行实训操作规程,仔细观察实训标本,记录观察结果。绘图作业必须按显微镜下所见,在观察多个标本的基础上,综合其特点按比例描绘,图形力求形体、色彩、比例和放大倍数正确。标注字要求在同侧以平行线引出,字迹要工整,标本名称及放大倍数写在图的下方。

6. 实训结束,应认真填写实训记录,及时清点、整理好实训器材和标本,物归原处。如有缺损应立即向老师报告。

7. 树立生物安全意识,避免感染和污染的发生。盛粪便的火柴盒、纸袋、竹签等,应收集在指定地点集中焚烧;用过的载玻片、漂浮杯等具有传染性的材料,应放在消毒缸内;桌面或其他物品被污染时,应加以消毒;要用肥皂洗手,必要时用消毒液浸泡消毒。

8. 值日生负责整理、清扫实训室,关好水电、门窗。

显微镜使用与保养

【实训目的】

掌握显微镜的基本结构、使用方法及保养。

一、显微镜的结构

显微镜的基本结构包括机械部件、光学系统。

1. 机械部件　主要包括调焦系统、载物台和物镜转换器等运动部件以及底座、镜臂、镜筒等支持部件。

2. 光学系统　主要包括目镜、物镜、聚光器、光栅和电光源（或反光镜）组成的照明装置。物镜镜头分别标示：4×、10×、40×、100×。

二、显微镜的使用与保养

寄生虫检验技术最常用的仪器是显微镜，学生应熟练掌握显微镜的使用与保养。

（一）显微镜的使用

1. 对光　打开光栅，调节光源电位器（或转动反光镜），使光线集中于聚光器。可根据需要，上下移动聚光器和缩放光栅，以获得最佳光度。一般情况下，使用低倍镜或观察未染色标本时光线宜弱，聚光器下降并适当地缩小光栅，使光度减弱。使用高倍镜、油镜或观察染色标本时光线宜强，应将显微镜亮度开关调至最亮，光栅完全打开，聚光器上升至与载物台相平，同时调节双目瞳距及屈光度。

2. 标本放置　将玻片标本正面朝上放在载物台上，用压片夹固定。

3. 视野选取　调节载物台移动器将标本要观察的视野移至物镜下，先用低倍镜观察玻片标本，将需要进一步放大的区域移至视野中心，再用高倍镜或油镜观察。

4. 油镜观察

（1）油镜的原理：滴加镜油是为了减少光线通过玻片与物镜之间的空气时所引起的折射现象。如射入镜筒的光线过少，物像不清晰，如在玻片与物镜之间滴加与玻璃折光率相似的香柏油，可避免上述现象使物像清晰。

（2）操作步骤：一手旋转物镜转换器将低倍镜旋开，另一手在玻片待检部位滴加一滴香柏油，然后转换油镜观察。眼睛应从侧面观察，缓缓转动粗调节器，使载物台徐徐上升（或使镜筒渐渐下降），直至油镜头浸没至油中（油镜头几乎和标本片接触，但两者切勿相碰，以免损坏镜头或压碎标本片）。然后双眼移至目镜，一面观察，一面反方向缓慢地转动粗调节器（下降载物台，或上升镜筒），当看到模糊物像时，换用细调节器转动至物像完全清晰为止。如需观察其他视野，可调节移动器使标本片上下左右方向移动。

（3）记录：观察标本时，宜两眼同时睁开，以减少疲劳。如为单目镜最好用左眼看目镜，右眼配合绘图或记录。

（二）显微镜使用注意事项

1. 光线强弱的调节　用低倍镜观察未染色标本时光线宜弱，如观察蠕虫卵或活滋养体标本；用高倍镜、油镜观察染色标本时光线宜强，如观察原虫染色标本。光线强弱可通过聚光器、光栅、反光镜进行调节。若为电光源显微镜，则需调节光源电位器来控制光线亮度。

2. 镜头的选择　观察蠕虫卵时一般先用低倍镜找到视野后换用高倍镜；观察单细胞原虫染色标本先用低倍镜再换油镜。

3. 物镜的转换　变换不同倍率物镜时，切勿直接扳动物镜转动。应手持物镜转换器的齿纹部分来转动转换器，使物镜准确定位。

4. 调节器及移动推进器的使用　使用油镜找到视野时，切不可调动粗调节器，以免压碎玻片和损伤镜头。使用推进器时，应遵循上下左右方向移动，要按顺序镜检，以免遗漏而影响检查结果。

5. 其他 物镜或目镜不得随意卸下,以防止灰尘落入镜筒内,不准擅自拆卸显微镜的其他任何部件,以免损坏。

(三)显微镜保养

1. 保护油镜 观察完毕,升高镜筒,将油镜头扭向一侧,取下标本片后,立即用擦镜纸吸净镜头上的油,再用滴加了二甲苯的擦镜纸反复2次退油。然后将物镜转成"八"字或"品"字形排列,聚光器稍下降,以防止物镜头直接接触载物台或聚光器而损坏光学镜片。

2. 调节螺旋 螺旋是显微镜机械装置中较精细又容易损坏的元件,拧到了限位以后绝不能强拧。

3. 关闭电路 新型一体光源的显微镜有调节光强度的旋钮,每次使用显微镜结束时将此旋钮旋至弱光源,关闭电源,以防止下次通电时损坏电路保险。

4. 合理存放 显微镜应轻放置在干燥避光的地方,罩上镜套,防尘、防霉、防曝晒。

(卓曼玉)

实训一　线　　虫

【实训目的】

1. 学会常见线虫标本的制备,会规范操作常见线虫的常规技术操作。

2. 会用显微镜或放大镜识别常见线虫成虫、幼虫、虫卵的形态结构特征。

3. 养成良好的服务意识、认真的工作态度、严谨踏实的工作素养。

【实训准备】

1. 物品 成虫浸制标本及玻片标本、幼虫玻片标本、虫卵玻片标本、病理浸制标本、生理盐水、饱和盐水、载玻片、漂浮瓶、竹签、"T"型纸条、冷开水、中试管、宽2cm的透明胶纸、75%乙醇棉球、干棉球、采血针、棉签、消毒液、试管、吉姆萨染液或瑞特染液、乙醚溶液、香柏油、擦镜纸、编号笔等。

2. 器械 显微镜、放大镜、培养箱、剪刀等。

3. 环境 寄生虫检验实训室。

【实训学时】2学时。

【实训方法与结果】

一、形态学观察

(一)蛔虫

1. 肉眼或放大镜观察标本

(1)成虫浸制标本:成虫长圆柱形,形似蚯蚓。雌虫体大尾端尖直;雄虫体小尾端向腹面卷曲。注意虫体的形态、大小、颜色以及雌、雄虫的区别。

(2)蛔虫性肠梗阻浸制标本:可见虫体扭结成团,造成肠道部分或完全阻塞。

(3)胆道蛔虫病与蛔虫性阑尾炎的病理组织浸制标本:可见蛔虫钻入胆道、胆囊、阑尾中。

2. 镜下观察标本 低倍镜观察蛔虫卵的形态、大小、颜色、卵壳的厚薄、蛋白质膜的特征及内含物特点。注意受精卵、未受精卵及脱蛋白质膜蛔虫卵的鉴别。

(1)受精蛔虫卵玻片标本:虫卵宽椭圆形,棕黄色,卵壳厚而透明,表面有凹凸不平排列均匀的蛋白质膜;卵内含有1个大而圆的卵细胞,两端有明显的半月形空隙。

(2)未受精蛔虫卵玻片标本:虫卵长椭圆形,卵壳与蛋白质膜均较受精蛔虫卵薄,卵内含大小不一的折光性颗粒。

（3）脱蛋白质膜蛔虫卵玻片标本：受精蛔虫卵与未受精蛔虫卵的蛋白质膜均可脱落形成无色透明的脱蛋白膜蛔虫卵。

（4）成虫唇瓣玻片标本：低倍镜下观察，口孔外围有 3 个呈"品"字形排列的唇瓣。唇瓣为蛔虫成虫的特征性结构。

（5）蛔蚴性肺炎病理组织玻片标本：可见肺组织中的幼虫及其周围有大量的细胞浸润。

（二）鞭虫

1. 肉眼及放大镜观察标本

（1）成虫浸制标本：虫体形似马鞭，前细后粗，灰白色。雌虫略大于雄虫，雌虫尾端钝圆，雄虫尾端向腹面呈环状弯曲。

（2）鞭虫寄生于结肠壁的浸制标本：可见虫体前 2/3 的细段插入肠黏膜寄生，后 1/3 粗段悬挂于肠壁外，致虫体周围的肠黏膜组织明显增厚，呈环形隆起。

2. 镜下观察标本　低倍镜观察虫卵玻片标本：虫卵呈腰鼓形，黄褐色，卵壳较厚，两端有透明结节，内含卵细胞。注意虫卵的形态、大小、颜色、卵壳的厚度及其两端的透明结节以及内含物。

（三）蛲虫

1. 肉眼或放大镜观察标本　成虫浸制标本：虫体细小线头状，乳白色。雌虫大于雄虫，雌虫尾部直而尖细。雄虫尾部向腹面卷曲。注意虫体的形态、大小、颜色以及雌雄虫尾部特征。

2. 镜下观察标本

（1）成虫玻片标本：低倍镜观察，头端角皮膨大形成头翼，咽管末端可见咽管球。雄虫尾端有 1 根交合刺。头翼和咽管球是蛲虫的特征性结构，是识别虫体的重要依据。

（2）虫卵玻片标本：高倍镜观察，虫卵呈柿核形，无色透明，一侧扁平，一侧凸出。卵壳厚，内含幼虫。注意虫卵的形态、大小、颜色、卵壳及卵内容物。

（四）十二指肠钩虫和美洲钩虫

1. 肉眼或放大镜观察标本

（1）成虫浸制标本：两种钩虫外形相似，虫体细小圆柱状，雌虫较大，尾端呈圆锥状；雄虫较小，尾端有交合伞及交合刺。十二指肠钩虫体形呈 C 形，美洲钩虫体形呈 S 形。

（2）钩虫咬附于肠壁的浸制标本：可见钩虫咬附于肠壁上，致肠壁出现散在的出血点及小溃疡。

2. 镜下观察标本

（1）虫卵玻片标本：两种钩虫卵形态相似，椭圆形，无色透明，卵壳极薄如丝线，卵内含 4～8 个卵细胞，卵细胞与卵壳间有明显的空隙。观察虫卵的形态、大小、内容物，注意卵壳厚薄及与卵细胞间的特点及其与脱蛋白质膜受精蛔虫卵的鉴别。

（2）成虫口囊玻片标本：低倍镜观察，十二指肠钩虫口囊 2 对钩齿，美洲钩虫口囊有 1 对半月形板齿，可鉴别两种钩虫。注意两者的区别。

（3）雄虫尾部玻片标本：低倍镜观察，十二指肠钩虫交合伞撑开时略呈圆形，两根交合刺末端分开。美洲钩虫交合伞撑开时呈扁圆形，两根交合刺末端合并，呈倒钩状。雄虫尾部结构是两种钩虫的重要鉴别点之一，注意两者的区别。

（4）丝状蚴玻片标本：低倍镜观察，虫体细长，体表被有鞘膜，口孔封闭，咽管细长，约占虫体长度的 1/5。

（5）钩蚴性肺炎的病理组织切片标本：低倍镜观察，可见肺组织中的钩蚴及其周围大量的炎性细胞浸润。

（五）班氏丝虫和马来丝虫

1. **肉眼及放大镜观察标本**　成虫浸制标本：两种丝虫形态相似，虫体细长丝状，乳白色。雌虫较长，尾端钝圆并略向腹面卷曲；雄虫较短，尾部向腹面卷曲2～3圈。观察虫体的自然体态、颜色、大小以及雌雄虫体的尾部特征，注意两者的区别。

2. **镜下观察标本**　两种微丝蚴吉姆萨（或瑞特）染色玻片标本：高倍镜或油镜观察，虫体细丝状，头端钝圆，体内有许多体核，可见头间隙；尾部变细，有或无尾核。观察两种微丝蚴的大小、体态、头间隙、体核及有无尾核等特征，能鉴别虫种。

（六）旋毛虫

1. **低倍镜下观察成虫染色玻片标本**　虫体细小线状，前细后粗，雌虫体大，尾端钝圆；雄虫体小，尾端有1对叶状交配附器，无交合刺。

2. **低倍镜下观察幼虫囊包染色玻片标本**　可见囊包呈梭形，含1～2条卷曲的幼虫。观察旋毛虫幼虫在囊内的形状、大小、数目等特征。

（七）广州管圆线虫

成虫染色玻片标本：低倍镜观察，虫体呈线状，体表光滑，有微细环状横纹。头端钝圆，中央有一小圆口，无口囊。雌虫大于雄虫，雌虫尾端呈斜锥形；雄虫尾端略向腹面弯曲，交合伞对称，呈肾形。

二、技术操作

（一）生理盐水直接涂片法

此法适用于多种蠕虫卵尤其是蛔虫卵检查。

1. **基本原理**　用生理盐水稀释粪便，一方面在等渗环境条件下寄生虫可以保持原有的形态与活力，一方面能使与粪便黏附在一起的寄生虫分散于涂片中，充分显示其形态结构，从而有利于识别。

2. **操作方法**　在一张洁净的载玻片中央滴加生理盐水1～2滴，用竹签选择粪便的可疑部分，或挑取不同部位的粪便约火柴头大小，在生理盐水中涂抹成一层均匀粪膜，剔除粗大颗粒和纤维，镜检。镜检时，应先在低倍镜下观察，如发现生物体或可疑物时，需加盖玻片，再调至高倍镜下进一步观察。

3. 注意事项

（1）粪膜厚度：粪便的取材与滴加生理盐水的量应适宜，粪膜要均匀，厚度以透过粪膜能隐约辨认纸上的字迹为宜，过厚或过薄都会影响检出率；

（2）加盖玻片的方法：加盖玻片时，应持好盖玻片，使之与载玻片成一角度，然后接触液滴边缘，并轻轻放下盖玻片到载玻片上，以避免产生气泡；

（3）镜检顺序：镜检要从粪膜一侧边缘开始，以纵向或横向移动方式检查全部盖玻片范围，不能漏检任何一个视野；

（4）注意虫卵与粪便中异物的鉴别（虫卵具有一定形状和大小，卵壳表面光滑整齐，有色泽；卵内含卵细胞或幼虫）；

（5）粪检中若发现有意义的成分如红细胞、白细胞和夏科－雷登结晶等应记录；

（6）要具备生物安全意识，将检查完的玻片投入消毒缸内，粪便盒及竹签放入污物桶内，避免污染环境；

（7）虫卵的报告方式：未找到者注明"未找到虫卵"，找到一种报告一种，找到几种报告几种。

（二）饱和盐水浮聚法

此法适用于检查各种线虫卵,尤以检查钩虫卵效果最好。

1. 基本原理　比重较小的虫卵在比重较大的饱和盐水中漂浮,虫卵浮集于液面,从而提高检出率。

2. 操作方法

（1）用竹签挑取黄豆大小的粪便,放入盛有少量饱和盐水的漂浮杯中,用竹签充分搅成粪浆,弃去竹签。

（2）用滴管继续滴加饱和盐水至略高出杯口而不溢出为宜。

（3）取洁净载玻片轻轻置于杯口上,使之与液面完全接触,勿有气泡,静置15min左右。

（4）垂直向上平提玻片,迅速翻转,置镜下检查。

3. 注意事项

（1）操作时将漂浮杯放入托盘内,以免污染桌面;

（2）粪块要充分搅拌,使虫卵分离出来,浮于液面提高检查结果;

（3）加饱和盐水的量不要太多或太少,以盖上玻片后没有气泡又不溢出为宜;

（4）迅速翻转载玻片时,勿使悬液滴落而影响检查结果;

（5）检查完毕后的漂浮杯及载玻片,置于消毒液内消毒。

（三）加藤厚涂片法（定量透明法）

此法是世界卫生组织推选使用的方法,取材少、简便、检出率高,适用于各种蠕虫卵的定性与定量检查。

1. 基本原理　利用定量板采集定量粪便,可进行虫卵计数,进行感染度分析;甘油–孔雀绿可以使粪膜透明,从而使粪渣与虫卵产生鲜明对比,便于光线透过和镜检,而且孔雀绿还能使视野光线柔和,眼睛不易产生疲劳。

2. 操作方法　在载玻片中央部位放置带孔平板,将已用100目的尼龙网或铜丝筛除去粗渣的粪便填满平板孔;掀起带孔平板,在粪便上覆以浸透甘油–孔雀绿溶液的玻璃纸条,轻压,使粪膜铺成椭圆形;将载玻片置室温下一至数小时或置于40℃温箱或直射阳光下数分钟,待粪膜稍干并透明后再做镜检;根据带孔平板的大小与粪便的性状计算每克粪便中的虫卵数（EPG）。

3. 注意事项

（1）掌握粪膜的厚度和透明时间:若粪膜厚且透明时间短,虫卵难以发现,而透明时间过长则虫卵变形,不易辨认。如检查钩虫卵时,透明时间宜在30min以内;

（2）把握不同虫卵的观察时间:本法制片可以在相当长时间内保存蛔虫卵和鞭虫卵,血吸虫卵也可保存数月,但钩虫卵在制片后30～60min就难以看清或不能看到。

（四）微丝蚴厚血膜法

此法是诊断丝虫病最常用的方法。

1. 基本原理　丝虫的微丝蚴具有夜现周期性,故夜晚进行末梢采血,经制片、染色、镜检可以检查微丝蚴的有无及其种类。

2. 操作方法

（1）采血:采血时间应在晚9时至次日凌晨2时之间进行。采血前让患者躺卧片刻。

（2）血膜制片:取耳垂或指尖血三大滴（约60μl）,滴于洁净的载玻片中央,用另一载玻片的一角将血液涂成直径 1.5～2.0cm 圆形或 2.5cm×1.5cm 长方形厚血膜,要求边缘整齐,厚薄均匀。自然干燥后加清水溶血约 5min,待血膜呈乳白色后倾去水,擦干玻片反面的水迹,置显微镜低倍镜下趁湿观察,微丝蚴极易辨认。

（3）染色:若要鉴定虫种,血膜应晾干后染色镜检。根据需要不同可分别选用瑞特或吉姆萨染色。瑞特染色法:用蜡笔在血膜上画好染色范围,以防滴加染液时外溢,滴染液使其覆盖血膜,30s 至 1min 后加等量蒸馏水,轻轻摇动载玻片,使蒸馏水和染液混合均匀,此时出现一层金属铜色浮膜,3～5min 后用水缓慢从玻片一端冲洗(注意勿先倒去染液或直对血膜冲洗),至血膜呈现紫灰色为止,晾干后镜检。吉姆萨染色法:取吉姆萨染色原液,用 pH 7.0～7.2 的缓冲液稀释 10～20 倍。用蜡笔在血膜上画出染色范围,将稀释后的吉姆萨染液滴于厚血膜上,染色约半小时(室温),再用上述缓冲液冲洗,晾干后镜检。

（4）镜检:如对未染色血膜镜检,则趁血膜未干时,镜检找微丝蚴。低倍镜下,虫体无色透明呈线状,反光性较强,头端钝圆,尾端尖细,具有不同形状的弯曲;如对染色血膜镜检,则在低倍镜找到虫体后再在高倍镜或油镜下进一步观察,鉴别虫种。

3. 注意事项

（1）厚血膜干燥时间不宜过久,室温中 2～3d 为宜,否则溶血较难。

（2）染色方法的选择:瑞特染色操作简便、快速,适合临床病例的诊断,而吉姆萨染色效果好,虫体内部结构特征清晰,有利于虫种的鉴定,适合于教学与流行病学调查。

（3）镜检未染色血膜时应注意微丝蚴与其他纤维物质的鉴别,微丝蚴具有特定的结构特征,而纤维物质长短粗细不等,边缘不整齐,两端呈折断状,内部常有纵行条纹,无体细胞。

（五）肛门拭子法

肛门周围可以查到某些寄生虫的成虫或(和)虫卵。因此,肛周寄生虫的检查是确诊某些寄生虫病如蛲虫病、牛带绦虫病的重要技术手段。

1. 基本原理　雌性蛲虫在人体肛门周围及会阴部皮肤产卵;带绦虫孕节从肛门排出或主动逸出时破裂,致使虫卵黏附于肛周皮肤。因此,可于肛周取材检查虫卵或成虫。较常用的方法有透明胶纸法和棉签拭子法两种。

2. 操作方法

（1）透明胶纸法:①准备:将胶纸剪成 1.5cm×(5～6)cm 的长条,一端向胶面折叠约 0.4cm(易于揭开)后贴于载玻片上,载玻片的另一端贴上标签,并注明受检者的姓名、编号等;②取材:从一端拉起胶纸,在被检查者肛周皮肤皱褶处用力粘数次,然后将胶纸依原样粘于载玻片上;③镜检:按照由低倍到高倍的顺序镜检。

（2）棉签拭子法:①准备:将棉签拭子浸入盛有 2～3ml 生理盐水的试管内;②取材:取材时从试管内取出棉签拭子,挤去过多的生理盐水,擦拭患者肛门皱褶处,随后将棉签放回原试管中;③标本处理:提起棉签,在试管内转动多次,使黏附在棉签上的虫卵脱落,挤尽棉签上的水,然后弃去棉拭子,将此试管静置 15min 后离心沉淀;④镜检:吸取沉淀物直接涂片镜检,或加饱和盐水浮聚后镜检。

3. 注意事项

（1）一般在清晨起床后,最好于解大便前或肛门有异物瘙痒感时取材;

（2）如果胶纸与玻片之间有较多气泡,镜检前可揭开胶纸加一滴生理盐水或二甲苯,覆盖胶纸后镜检,虫卵更清晰,便于观察;

（3）若首次检查为阴性,可连续检查2～3d；

（4）透明胶纸法与棉签拭子法比较,前者的操作更为简单,尤其适合于大规模普查。

（六）钩蚴培养法

钩蚴培养常选用试管滤纸培养法。该法不仅检出率高,还可依据钩虫丝状蚴的结构特点鉴定虫种,适用于确诊钩虫病,也有助于流行病学调查。

1. 基本原理　钩虫卵在适宜的温度和湿度条件下,数日内发育并孵出幼虫,且幼虫具有向上向湿的特点,因此一般培养3～5d后,可肉眼或用放大镜在水体中观察到活动的钩蚴。

2. 操作方法

（1）加冷开水约1ml于试管内,在T型滤纸条横部记录受检者姓名或编号；

（2）取粪便枣核大小,均匀涂布于滤纸条竖部中2/4处,上、下各1/4处不涂粪便；

（3）将滤纸条插入试管,下端空白处的1/2浸于水中,勿使粪便接触液面；

（4）将试管置25～30℃培养箱内孵育3d后(每日补充蒸发的水),肉眼或用放大镜检查试管底部水中有无透明的钩蚴在作蛇形运动,若阴性,应继续培养至第五日。若要鉴定虫种,可吸取试管底部沉淀物滴于载玻片上,在显微镜下观察钩蚴的特点。

3. 注意事项

（1）粪便必须新鲜,当日培养；

（2）滤纸条要以剪刀裁剪,纸边必须光滑,以防纸纤维落入水中与幼虫相混淆；

（3）涂粪便部分不能接触水面,如水被粪便污染变浑浊时,应另行换水；

（4）孵育期间,每日从管壁添加少量冷开水,以保持液面高度；

（5）观察结果时若室温太低,可先将试管置30℃左右温水中数分钟后再观察。

【实训评价】

1. 画出常见线虫虫卵的镜下形态结构图。

2. 写出常见线虫的实验室检查方法及注意事项。

（卓曼玉）

实训二　吸　　虫

【实验目的】

1. 学会常见吸虫标本的实验操作方法。

2. 会用显微镜识别常见吸虫成虫、幼虫、虫卵形态。

3. 养成实验态度严谨、正确记录实验过程、灵活分析并解决问题的素养。

【实验准备】

1. 物品　成虫浸制标本及成虫、虫卵、幼虫玻片标本、放大镜、香柏油、擦镜纸、脱油剂、痰液及粪便标本、生理盐水、载玻片、盖玻片、10% NaOH溶液、烧杯、玻璃棒、离心管、60目铜筛、500ml沉淀杯、250ml三角烧瓶、吸管等。

2. 器械　显微镜、离心机、温箱等。

3. 环境　寄生虫检验技术实训室。

【实验学时】2学时

【实验方法与结果】

一、形态观察

（一）华支睾吸虫

1. 肉眼或放大镜观察标本　成虫浸制标本：虫体背腹扁平，葵花籽状，前端较窄，后端钝圆。雌雄同体，子宫、睾丸及卵黄腺隐约可见。

2. 镜下观察标本

（1）成虫染色玻片标本：低倍镜观察，虫体背腹扁平，葵花籽状，口吸盘略大于腹吸盘，腹吸盘位于虫体前 1/5 处。子宫及卵巢位于腹吸盘之下；1 对分支状的睾丸，前后排列于虫体的后 1/3 处。

（2）虫卵玻片标本：低倍镜观察，虫卵黄褐色，形似芝麻。高倍镜观察，形似灯泡，前窄后钝。窄端有卵盖和肩峰，宽端有小疣状突起，卵内含 1 个毛蚴。

（3）囊蚴玻片标本：低倍镜观察，囊蚴椭圆形，双层囊壁，内含 1 个幼虫。透过囊壁可见幼虫的口、腹吸盘及含黑色颗粒的排泄囊。

（二）布氏姜片吸虫

1. 肉眼或放大镜观察标本

（1）成虫浸制标本：虫体扁平肥厚，形似姜片，前窄后宽。口吸盘小，腹吸盘大呈漏斗状。可见雌、雄生殖器官。

（2）成虫玻片标本：虫体形似姜片，口吸盘小，大而明显的腹吸盘位于口吸盘下方。腹吸盘下方为子宫、卵巢。1 对睾丸呈珊瑚状，前后排列于虫体后半部，卵黄腺发达。

2. 镜下观察标本

（1）虫卵玻片标本：为寄生人体最大的蠕虫卵。长椭圆形，淡黄色，卵壳薄，卵盖小而不明显，卵内含有 1 个卵细胞和数十个卵黄细胞。

（2）囊蚴玻片标本：囊蚴扁圆形，囊内含 1 个幼虫，其排泄囊内充满黑色折光颗粒。

（三）卫氏并殖吸虫

1. 肉眼或放大镜观察标本　成虫浸制标本：虫体肥厚似半粒黄豆大小，灰白色，背面略隆起，腹部扁平。

2. 镜下观察标本

（1）成虫染色玻片标本：低倍镜观察，口吸盘与腹吸盘大小略同。子宫与卵巢左右并列于腹吸盘之后；1 对指状分支的睾丸左右并列于虫体后 1/3 处。生殖器官并列排列为本虫的显著特征。

（2）虫卵玻片标本：虫卵不规则椭圆形，金黄色，卵前端较宽，有一扁平而明显的卵盖，后端较窄。卵壳厚薄不均匀，后端明显增厚。卵内含 1 个卵细胞和 10 余个卵黄细胞。

（3）囊蚴玻片标本：囊蚴呈球形，双层囊壁，内含 1 个幼虫。虫体内可见充满黑色颗粒的排泄囊。

（四）日本血吸虫

1. 肉眼观察标本　成虫浸制标本：雌雄异体，雄虫圆柱形，乳白色，粗短；雌虫较雄虫细长，前细后粗，灰褐色，雌、雄虫常呈合抱状态。

2. 镜下观察标本

（1）成虫染色玻片标本：低倍镜观察，雌虫口、腹吸盘均较小，卵巢位于虫体中部，卵黄腺排列于末端肠管两侧。雄虫口吸盘比腹吸盘小，腹吸盘呈杯状突出，7 个呈串珠样排列的睾丸位于腹吸盘之后。

（2）虫卵玻片标本：高倍镜观察，虫卵呈椭圆形，淡黄色，无卵盖，卵壳薄，有小棘但不易见到。成熟虫卵内含毛蚴,毛蚴与卵壳之间常可见油滴状物。

（3）毛蚴染色玻片标本:低倍镜观察,毛蚴多呈梨形,周身披有纤毛,前端有 1 个顶腺和 2 个头腺。

（4）尾蚴染色玻片标本:低倍镜观察,尾蚴由体部和尾部组成。体部长圆形,含有 1 个头腺和 5 对穿刺腺;尾部分尾干和尾叉,尾部分叉是血吸虫尾蚴的重要特征。

二、技术操作

（一）痰液直接涂片法

主要适用于卫氏并殖吸虫卵的检查。此法操作简便,但取标本量少,检出率低,容易漏检,应连续检查 3 次。

1. 基本原理　用生理盐水作为稀释剂,可保持虫卵原有的形态结构,并且通过涂抹稀释作用,使虫卵分散开来,便于观察。

2. 操作步骤　取一洁净载玻片,在中央滴 1 滴生理盐水,挑取少许痰液,均匀涂抹,加盖玻片镜检。

3. 注意事项

（1）痰液最好来自气管深处,不应混有唾液及鼻咽分泌物;

（2）选择痰液的脓样或血样部分涂片;

（3）滴加生理盐水的量视痰液的稀稠情况而定,不宜过多或过少,涂片宜薄而均匀,加盖玻片时,不要有气泡。

（二）痰液消化沉淀法

又称浓集法。主要适用于卫氏并殖吸虫卵、蛔虫幼虫、钩虫幼虫、粪类圆线虫幼虫的检查,此法检出率较高。

1. 基本原理　用 10% NaOH 代替生理盐水作为稀释剂,可溶解脂肪性物质,使虫卵或虫体分散开来,镜下视野清晰,便于观察。

2. 操作步骤　收集患者 24h 痰液,置于烧杯中,加入等量 10% NaOH 溶液,用玻璃棒搅匀。置 37℃温箱内,消化 2～3h,待痰液呈稀液状,分装于离心管内,以 1 500rpm/min 离心沉淀 5～10min,弃去上清液,吸取沉渣涂片镜检。

3. 注意事项

（1）痰液最好来自气管深处,不应混有唾液及鼻咽分泌物;

（2）盛痰液的容器须干燥洁净,无其他污染物;

（3）NaOH 溶液与痰液要充分搅匀,消化时间要充足。

（三）自然沉淀法

又称水洗沉淀法,此法用于比重较大的蠕虫卵检查,尤其适合于有卵盖吸虫卵的检查。

1. 基本原理　利用虫卵比重比水大,在水中因重力的作用自然下沉,使粪便中的虫卵;粪便经过滤去除了较大的粗渣,而水洗可以清除悬浮的碎屑和细菌,镜下观察标本时视野清晰,所以检出效果比较理想。但本法费时、费水,操作烦琐。

2. 操作步骤　取粪便 20～30g(鸡蛋大小)放入烧杯内,加清水搅拌成混悬液,经 60 目铜筛过滤于 500ml 沉淀杯中,用清水冲散粪渣并弃去粗渣,再加清水至 500ml 处,静置 20～30min,缓缓倒去上清液,再加满清水后,再次沉淀,如此重复 2～3 次,最后倾去上清液,吸取沉渣涂片镜检。

3. 注意事项

（1）粪便要尽量搅碎，粪浆调制好后再过滤；

（2）倾倒上层粪液时切勿摇动致沉渣泛起，避免虫卵和包囊随上清液流失。

（四）加藤厚涂片法（同实训一）

（五）毛蚴孵化法

毛蚴孵化法常与自然沉淀法联用，以诊断血吸虫感染，尤其适用于感染度较轻、直接涂片法不易检出虫卵的早期血吸虫病患者。检出率高于粪便检查血吸虫卵的其他方法。另外毛蚴孵化法也是对血吸虫病进行疗效考核的重要依据。

1. 基本原理　较大量粪便经自然沉淀法进行处理，可以浓集粪便中的虫卵，血吸虫卵内的毛蚴在适宜的温度 25～30℃、适宜的 pH 7.4～7.8 及一定的光线下，在清水中经过 4～8h 后即可孵出，孵出的毛蚴在水面下 1～4cm 的区域做直线运动，易于观察。

2. 操作步骤　取粪便约 30g，先经自然沉淀浓集法处理，将沉渣倒入 250ml 三角烧瓶中，加调好 pH（7.4～7.8）的清水至瓶口，置于 25～30℃ 的温箱、一定的光照条件下孵化 4～8h，用肉眼或放大镜观察结果，如见水面下有白色点状物作直线来回运动，即是毛蚴。必要时也可用吸管将毛蚴吸出，置于载玻片上，用低倍镜观察。如无毛蚴，每隔 4～6h 观察 1 次。

3. 注意事项

（1）粪便必须新鲜，若粪便未能及时孵化，可加生理盐水，调成混悬液，置于 4℃ 左右的冰箱内 1～2d；

（2）孵化用水必须是清水，如含氯、盐、氨均会影响孵化。

【实训评价】

1. 画出常见吸虫卵的镜下形态结构图。

2. 如何鉴别姜片虫卵、肺吸虫卵及血吸虫卵形态？

3. 常见吸虫的实验室检查方法及注意事项。

4. 注意规范操作，善于发现问题、分析问题并解决问题，实验态度要科学严谨。

5. 注重实验室生物安全教育、职业素养教育。

（尹培兰　葛会美）

实训三　绦　　虫

【实训目的】

1. 学会辨识常见绦虫成虫、幼虫、虫卵的形态特征及带绦虫囊尾蚴、棘球蚴所致疾病病理标本特征。

2. 会用相关检查方法查找绦虫卵。

3. 养成分析问题解决问题的医学生职业素养。

【实验准备】

1. 物品　成虫浸制标本及玻片标本、幼虫浸制标本及玻片标本、虫卵玻片标本、病理浸制标本、乙醚溶液、香柏油、擦镜纸、消毒液。

2. 器械　显微镜、放大镜等。

3. 环境　寄生虫检验实训室。

【实训学时】　2 学时。

【实训方法与结果】

一、形态观察

（一）链状带绦虫（猪带绦虫）

1. 肉眼观察标本

（1）成虫浸制标本：虫体长 2～4m，分节呈链带状，乳白色，节片薄而略透明，虫体包括头节、颈节和链体三部分。头节很小呈圆形，头节下不分节的部分为颈节，较纤细。链体包含 700～1 000 个节片，幼节宽度大于长度，成节宽度约等于长度，孕节长度大于宽度。

（2）孕节染色玻片标本：孕节为长方形，长度大于宽度，孕节内仅含充满虫卵的子宫，子宫向两侧分支，每侧 7～13 支，每一支又继续分支，呈不规则的树枝状。链状带绦虫常 2～3 个孕节相连脱落。

（3）囊尾蚴浸制标本：囊尾蚴为白色米粒样，半透明的囊状物，囊内充满透明液体，囊壁上有一白点即为头节。

（4）寄生有囊尾蚴的猪肉浸制标本：猪肉上寄生有多个米粒样大小、乳白色形似水泡的囊状物。

2. 镜下观察标本

（1）头节染色玻片标本：低倍镜观察，头节略呈圆形，有 4 个吸盘，有顶突及小钩。

（2）成节染色玻片标本：低倍镜观察，子宫位于节片中央，卵巢位于节片后 1/3 处分 3 叶，睾丸呈滤泡状散布于节片的两侧。

（3）囊尾蚴玻片标本：低倍镜观察，与成虫头节相同，可见其上的吸盘、小钩等结构。

（4）虫卵（带绦虫卵）玻片标本：高倍镜观察，虫卵呈圆球形，棕黄色，有较厚的胚膜，其上有放射状条纹，卵内含一六钩蚴。

（二）肥胖带绦虫（牛带绦虫）

1. 肉眼观察标本

（1）成虫浸制标本：虫体长 4～8m，乳白色分节呈链带状，节片肥厚不透明。

（2）孕节染色玻片标本：孕节为长方形，子宫呈树状分支，每侧 15～30 支，多单节脱落。

2. 低倍镜下观察标本

（1）头节染色玻片标本：头节略方形，无顶突及小钩，有 4 个杯状吸盘。

（2）成节染色玻片标本：卵巢分为左右两叶，睾丸数量多。

（三）细粒棘球绦虫（包生绦虫）

1. 肉眼观察标本　棘球蚴寄生于肝脏的病理组织浸制标本：在肝脏的切面上，肉眼可见乳白色半透明大小不等的囊状物。

2. 镜下观察标本

（1）成虫染色玻片标本：低倍镜观察，虫体体小，由头颈节、幼节、成节和孕节各 1 节组成。头节略呈梨形，有 4 个吸盘和顶突及小钩；孕节最长。

（2）棘球蚴切片玻片标本：低倍镜观察，棘球蚴的囊壁，由两层组成，外层为角皮层，淡紫色，无细胞核，内层是生发层，由单层细胞构成，生发层向囊内长出原头蚴、育囊和子囊。

（四）曼氏迭宫绦虫

1. 肉眼观察标本　裂头蚴浸制标本 裂头蚴呈长带状，乳白色。头部膨大，末端钝圆，体表密布微毛,不分节但具横皱褶。

2. 镜下观察标本 虫卵呈椭圆形,浅灰褐色,两端稍尖。卵壳较薄,有卵盖,卵内含1个卵细胞和多个卵黄细胞。

二、技术操作

饱和盐水漂浮法(方法见第十一章)。

【实训评价】

1. 画出带绦虫卵的镜下形态结构图。

2. 完成下表

虫种	链状带绦虫	肥胖带绦虫
体长		
节片数		
头节		
成节		
孕节		
囊尾蚴		

(李 英)

实训四 叶 足 虫

【实验目的】

1. 学会溶组织内阿米巴滋养体与包囊的形态特征,检查滋养体与包囊的操作技术。

2. 会用显微镜进行区别结肠内阿米巴滋养体与包囊的形态特征。

3. 养成严谨、精益求精、实事求是的职业检验人素养。

【实训准备】

1. 物品 溶组织内阿米巴滋养体与包囊、结肠内阿米巴滋养体与包囊等叶足虫染色玻片标本、病理浸制标本、粪便、生理盐水、载玻片、盖玻片、竹签、碘液、乙醚溶液、香柏油、擦镜纸及消毒液等。

2. 器械 显微镜、放大镜等。

3. 环境 寄生虫检验实训室。

【实训学时】 2学时。

【实训方法与结果】

一、形态观察

(一)溶组织内阿米巴(痢疾阿米巴)

1. 肉眼或放大镜观察标本

(1)阿米巴肝脓肿的病理组织浸制标本:脓肿壁明显,为纤维组织形成,脓腔内有未被溶解的结缔组织,形成带状肝组织支持架贯通脓腔之间。

(2)阿米巴肠壁溃疡的病理组织浸制标本:结肠黏膜面有大小不一烧瓶状的溃疡面,呈破絮状坏死,溃疡之间的黏膜正常。

2. 镜下观察标本

（1）溶组织内阿米巴大滋养体（铁苏木素染色）玻片标本：油镜观察，虫体呈不规则的椭圆形，内外质分明，内质灰蓝色颗粒状，含食物泡及深染的红细胞。细胞核1个，较小居中，核膜薄，核周染色质粒大小均匀。注意滋养体的形态、大小、内质与外质的区别、伪足大小、内质中有无红细胞、胞核的形状与结构等特征。

（2）溶组织内阿米巴小滋养体（铁苏木素染色）玻片标本：油镜观察，小滋养体较小，内外质分界不清楚，内质含吞噬的细菌而无红细胞。有无被吞噬的红细胞是溶组织内阿米巴的滋养体与其他阿米巴滋养体的重要鉴别特征之一。

（3）溶组织内阿米巴包囊（铁苏木素染色）玻片标本：油镜观察，包囊为圆形，囊壁无色透明，核1～4个。在未成熟包囊中，可见棒状、蓝黑色的拟染色体以及空泡状的糖原泡。仔细观察包囊的形态、大小、胞核的数目与结构，囊内拟染色体与糖原团的有无及其形状等特征，能区分成熟包囊与未成熟包囊。

（4）溶组织内阿米巴包囊（碘液染色）玻片标本：包囊染成棕黄色，未成熟包囊内有折光性强、透明的棒状拟染色体和棕色的糖原泡。注意包囊与人酵母菌及脂肪滴鉴别，人酵母菌形状大小不一，内有较大的空泡；脂肪滴的反光性强，不着色，内无任何结构。

（二）结肠内阿米巴

1. 结肠内阿米巴滋养体（铁苏木素染色）玻片标本　油镜观察，核仁大而偏位，核周染色质粒大小不均匀，排列不整齐。仔细观察内外质的分界情况、吞噬物、核仁的位置、核周染粒的大小和排列等，注意与痢疾阿米巴滋养体的鉴别。

2. 结肠内阿米巴包囊（铁苏木素染色）玻片标本　油镜观察，包囊为圆形，核1～8个。在未成熟包囊中，可见蓝黑色的拟染色体以及空泡状的糖原泡。仔细观察包囊的形状、大小、胞核的数目与特点，拟染色体与糖原团的有无及其形状。注意其与痢疾阿米巴包囊的鉴别。

二、技术操作

（一）生理盐水直接涂片法

1. 基本原理和操作步骤　详见前面章节。

2. 注意事项

检查原虫滋养体还应该注意：①粪膜要更薄而均匀；②盛放标本的器皿要干净，不能混有尿液和消毒剂等；③寒冷季节应注意保温，以保持滋养体的运动活力；④尽量在治疗前送检标本。

（二）碘液染色直接涂片法

1. 基本原理　通过碘液染色，原虫的包囊及其不同的结构显示不同的特点，在显微镜下容易被识别。染色后的包囊为黄色或棕黄色，糖原团为棕红色，囊壁、核仁和拟染色体均不着色。

2. 操作步骤　即以碘液代替生理盐水，操作过程同生理盐水直接涂片法。

3. 注意事项　①滴加碘液不宜太多、太浓，否则粪便凝成团块，包囊折光性降低，不利于观察；②观察成熟包囊时，由于拟染色体与糖原团消失，而且细胞核多而小，结构不够清晰。因此，鉴定种类的难度加大，观察时要特别加以注意。

【实训评价】

1. 画出溶组织内阿米巴滋养体与包囊铁苏木素染色的镜下形态结构图。

2. 粪便检查中为了保证检出率，生理盐水直接涂片法检查阿米巴滋养体与碘液染色法检查阿米巴包囊有哪些注意事项?

（张　琳）

实训五　鞭　毛　虫

【实验目的】

1. 学会蓝氏贾第鞭毛虫滋养体与包囊、杜氏利什曼原虫无鞭毛体、前鞭毛体的形态特征。

2. 会用阴道毛滴虫滋养体的形态特征,阴道分泌物生理盐水直接涂片法的操作技术。

3. 养成独立采样、操作技能,分析实验报告结果的能力素养。

【实验准备】

1. 物品　阴道毛滴虫滋养体、蓝氏贾第鞭毛虫滋养体与包囊、杜氏利什曼原虫无鞭毛体、前鞭毛体等鞭毛虫染色玻片标本,温生理盐水、无菌棉签、阴道分泌物、甲醇、载玻片、盖玻片、乙醚溶液、香柏油、擦镜纸及消毒液等。

2. 器械　显微镜。

3. 环境　寄生虫检验实训室。

【实验学时】　2 学时

【实验方法与结果】

一、形态观察

（一）阴道毛滴虫（毛滴虫）

阴道毛滴虫吉姆萨染色玻片标本　先用高倍镜在标本涂片较薄,着色较浅的地方找到滋养体后油镜观察,虫体梨形或卵圆形,细胞质淡蓝色,细胞核紫红色,鞭毛与轴柱呈粉红色。观察滋养体的形态、大小、胞核与胞质的颜色、鞭毛数目、轴柱及波动膜等特征,注意其与阴道上皮细胞和白细胞的鉴别。

（二）蓝氏贾第鞭毛虫（贾第虫）

1. 滋养体（铁苏木素染色）玻片标本　油镜观察,虫体蓝黑色,呈纵切倒置的半个梨形,仔细观察滋养体的形态、吸盘、细胞核、轴柱、鞭毛等主要结构。

2. 包囊（铁苏木素染色）玻片标本　油镜观察,虫体椭圆形,细胞核偏于包囊的一端。仔细观察包囊的形状、细胞核的数目以及鞭毛存在形式等特征,注意与滋养体的区别。

（三）杜氏利什曼原虫（黑热病原虫）

1. 无鞭毛体（姬氏染色）玻片标本　油镜观察,虫体呈圆形或椭圆形,细胞质呈蓝色,细胞核呈红色,圆形偏于虫体一侧。油镜下可见虫体的外形、大小及细胞核等主要结构。注意利杜体的两种存在形式,寄生于巨噬细胞内和散发于巨噬细胞外;虫体极小,查找时应特别仔细。

2. 前鞭毛体（姬氏染色）玻片标本　油镜观察,虫体呈梭形,细胞质淡蓝色;红色的细胞核位于中部;仔细观察虫体的外形、大小、核与鞭毛,注意其与利杜体的鉴别。

二、技术操作

阴道分泌物中主要可查见阴道毛滴虫。在此主要介绍生理盐水直接涂片法,此法是临床上检查阴道毛滴虫的常规方法。

1. 操作步骤　取洁净载玻片,滴 1~2 滴温生理盐水,再取阴道分泌物与生理盐水混合,覆以盖玻片镜检。高倍镜观察,可见滋养体似水滴样,无色透明,有折光性,做快速的旋转式运动,同时可见其周围的白细胞等被推动。

2. 注意事项 ①涂片不宜过厚,注意保温;若室温比较低,可将载玻片在酒精灯的火焰上迅速来回数次略加温,以保持虫体的运动活力,使之易与其他细胞鉴别。②标本及污染物品消毒后要妥善处理。③操作中应预防感染。

【实训评价】

1. 画出染色标本中阴道滴虫、蓝氏贾第鞭毛虫滋养体与包囊、杜氏利什曼原虫无鞭毛体的镜下形态结构图。

2. 阴道分泌物中的阴道毛滴虫检查时应注意什么问题?

(江宇枫)

实训六 孢 子 虫

【实验目的】

1. 学会辨认间日疟原虫和恶性疟原虫红细胞内期、刚地弓形虫滋养体的形态。

2. 会用厚、薄血涂片法和吉姆萨(Giemsa)染色法,独立完成疟原虫病原学检验。

3. 养成规范化操作意识,加强质量意识和生物安全意识的职业素养。

【实验准备】

1. 物品 间日疟原虫和恶性疟原虫小滋养体、大滋养体、未成熟裂殖体、成熟裂殖体、雌配子体、雄配子体、刚地弓形虫滋养体玻片标本、3% 吉姆萨染液、蜡笔、一次性皮肤采血针、75% 乙醇、棉签、甲醇、蒸馏水、香柏油、二甲苯、擦镜纸、标签。

2. 器械 光学显微镜、染色架、载玻片、推片。

3. 环境 寄生虫学检验实验室。

【实验学时】 2 学时。

【实验方法与结果】

一、形态观察

(一)间日疟原虫

1. 小滋养体玻片标本 胞质淡蓝色,呈环状,核 1 个,呈点状,位于虫体一侧,似戒指状,占红细胞直径 1/3。

2. 大滋养体玻片标本 虫体增大,不规则,有伪足伸出,空泡明显,胞核大小、形态、位置不定,疟色素细小,黄褐色。

3. 未成熟裂殖体玻片标本 核开始分裂成 2 ~ 10 个,渐呈圆形,空泡消失,疟色素开始集中但分布不均。

4. 成熟裂殖体玻片标本 虫体占满胀大的红细胞,裂殖子 12 ~ 24 个,排列不规则,疟色素集中成堆。

5. 雌配子体玻片标本 圆形,占满胀大的红细胞,胞质蓝色,核结实,较小,深红色,偏于一侧,疟色素分散。

6. 雄配子体玻片标本 圆形,略大于正常红细胞,胞质色蓝而略带红,核疏松,淡红色,常位于中央,疟色素分散。

（二）恶性疟原虫

1. 小滋养体玻片标本　环纤细,核1个或2个,占红细胞直径1/5到1/6,红细胞内常见2个或多个原虫。

2. 大滋养体玻片标本　外周血难见,虫体小,圆形,空泡小,晚期疟色素结成块状,黑褐色。

3. 未成熟裂殖体玻片标本　外周血难见,虫体仍似大滋养体,但核分裂成多个,疟色素集中。

4. 成熟裂殖体玻片标本　虫体占红细胞2/3至3/4,裂殖子8～36个,排列不规则,疟色素集中成一团。

5. 雌配子体玻片标本　新月形,两端稍尖,胞质蓝,胞核小而致密,深红,位于中央,疟色素黑褐色,密布于胞核周围。

6. 雄配子体玻片标本　腊肠形,两端钝圆,胞质色蓝而略带红,核疏松,淡红色,位于中央,疟色素黄棕色,小杆状,核周围较多。

（三）刚地弓形虫

滋养体吉姆萨染色玻片标本:呈月牙形或香蕉形,一端较尖,一端钝圆,一边较扁平,一边较膨隆。大小为(4～7)μm×(2～4)μm,Giemsa染色后胞质呈蓝色,胞核呈紫红色,核位于中央靠后。

二、技术操作

（一）外周血厚、薄涂片制作

1. 准备玻片　取一张干燥、清洁的载玻片,用蜡笔在载玻片中间画线,在玻片一侧贴上标签,编号,注明采血日期。

2. 采血部位及取血方法　经75%乙醇消毒采血部位后,用一次性皮肤采血针在耳垂或指端取血,婴儿可从踇趾或足跟取血。取1张已消毒推片,用拇指和食指夹持推片侧缘中部,用推片左下角刮取血液4～5μl用于制作厚血膜,再用该端中部刮取血液1～1.5μl用于制作薄血膜。

3. 厚血膜制作　将推片左下角的血滴涂于已准备好的载玻片的中央偏左,由里向外划圈涂成直径0.8～1.0cm的圆形厚血膜,厚度以1个油镜视野内可见到5～10个白细胞为宜。

4. 薄血膜制作　用干棉球擦净推片左下角上的血渍,然后将推片下缘平抵载玻片的中线,当血液在载玻片与推片之间向两侧扩展至约2cm宽时,使2张玻片保持25～35°,从右向左迅速向前推成舌状薄血膜。每张载玻片上1个厚血膜和1个薄血膜(实训图−1,见书末)。

5. 干燥　血膜制好后水平放置,充分干燥。

（二）吉姆萨染色

1. 薄血膜固定　将薄血膜一端朝下呈45°,用棉签蘸取甲醇溶液,均匀轻抹于薄血膜表面,注意避免碰触厚血膜。

2. 厚血膜溶血　厚血膜制作后1d内染色无需溶血,超过1d的应溶血。溶血方法是在干燥的厚血膜上滴加蒸馏水数滴,完全覆盖血膜,溶血数分钟,待血膜呈浅灰色,倾去溶血液。

3. 染色　将血涂片放置在染色架上,滴加3%吉姆萨染液常规染色,染液均匀覆盖血涂片,染色时间约30min,染色过程中可增加染液,避免染液干燥附着在血膜上。用3%吉姆萨染液常规血涂片染色质量较好,可长期保存。

4. 冲洗干燥　染色完毕后,用细线型流水冲洗染液,干燥后准备镜检。

1. 绘制显微镜下玻片标本中间日疟原虫和恶性疟原虫小滋养体、大滋养体、未成熟裂殖体、成熟裂殖体、雌配子体、雄配子体、刚地弓形虫滋养体形态图片。

2. 分析疟疾外周血病原学检验厚、薄血涂片的优缺点。

（曾　锦）

实训七　节肢动物

【实验目的】

1. 学会蚊、蝇、虱、蚤、人疥螨、蠕形螨的成虫及幼虫的形态特征和针挑法、刮片法和透明胶纸法实验的操作方法。

2. 会用显微镜观察常见节肢动物的形态。

3. 养成独立诊断，科学严谨的职业素养。

【实验准备】

1. 物品　蚊、蝇成虫针插标本，蚊、蝇、虱、蚤、疥螨、蠕形螨、白蛉、硬蜱、软蜱成虫玻片标本，蚊、蝇头部及幼虫玻片标本，蚤卵玻片标本、擦镜纸、消毒液、玻片、消毒针、记号笔。

2. 器械　光学显微镜、解剖显微镜、放大镜等。

3. 环境　寄生虫检验实训室。

【实验学时】　2 学时。

【实验方法与结果】

一、形态观察

（一）蚊

1. 按蚊、库蚊和伊蚊成虫针插标本　肉眼或放大镜观察，成虫外形、大小、体色等，能鉴别三属蚊种。

2. 按蚊、库蚊和伊蚊成虫玻片标本　低倍镜观察成虫外形、大小、体色和头胸腹各部分的主要结构与特征，能识别三属蚊种。

3. 蚊头部玻片标本　低倍镜观察可见触角、触须和复眼各 1 对，有一刺吸式口器。仔细观察喙的组成并能鉴别雌、雄蚊，明确医学节肢动物刺吸式口器的结构特点。

4. 蚊翅、足玻片标本　低倍镜观察蚊翅、足的形状，注意翅脉和翅后缘有无黑白，足上有无斑点或环纹。

5. 按蚊、库蚊和伊蚊成熟幼虫玻片标本　低倍镜观察虫体的分节情况、头部与腹部的主要结构，注意不同蚊种的呼吸管的特点。

（二）蝇

1. 常见蝇种针插标本　肉眼或放大镜观察，麻蝇、舍蝇、大头金蝇、丝光绿蝇 4 种常见蝇种。注意其体色、大小、胸部背面情况、腹部及复眼颜色等主要与分类有关的结构，并能识别常见蝇种。

2. 蝇卵、幼虫、蛹浸制标本　肉眼或放大镜观察，蝇卵、幼虫、蛹的大小、颜色与外形。

3. 蝇头部玻片标本　低倍镜观察，可见复眼、单眼、触角、触角芒及口器等主要结构。明确医学节肢动物舐吸式口器的结构特点。

4. 蝇翅、足玻片标本　低倍镜观察蝇翅的形状、蝇足的分节,注意观察作为分类特征的第四纵脉的弯曲度及足的结构,理解蝇与传播疾病之间的关系。

（三）蚤

1. 成蚤玻片标本　低倍镜观察成蚤的形状、颜色、大小、虫体的分节以及腹部末端的情况,能鉴别雌雄成蚤。

2. 蚤卵玻片标本　低倍镜观察蚤卵的形状、大小、颜色等特征。

（四）虱

1. 人体虱和头虱玻片标本　低倍镜观察虫体的形状、颜色、大小及抓握器等主要结构,注意体虱与头虱以及腹部末端雌雄虫体的不同。

2. 虱卵玻片标本　低倍镜观察虱卵的形状、大小、颜色等特征。

3. 阴虱玻片标本　低倍镜观察耻阴虱的形状、大小、颜色及主要结构。注意耻阴虱与人虱的区别。

（五）白蛉

白蛉成虫玻片标本:低倍镜观察成虫外形、大小、体色和头胸腹各部分的主要结构与特征,能与成蚊鉴别。

（六）蜱

1. 硬蜱玻片标本　放大镜或解剖镜观察虫体的形状、大小、颜色、颚体的位置、有无背板等方面的特点,注意雌雄虫体的鉴别及其与软蜱的鉴别。

2. 软蜱玻片标本　放大镜或解剖镜观察软蜱在大小、颜色、颚体的位置、有无背板等方面的特点,注意其与硬蜱的鉴别。

（七）人疥螨

人疥螨玻片标本:低倍镜观察人疥螨的形状、颜色、大小、颚体及躯体腹面足的结构。

（八）蠕形螨

蠕形螨成虫玻片标本:低倍镜观察蠕形螨的形状、颜色、大小、颚体的结构、足的位置以及末体上的环状横纹,从外形、末体的长度及末端形状比较毛囊蠕形螨与皮脂蠕形螨的不同。

二、技术操作

（一）疥螨的检查方法

1. 针挑法　用消毒针,沿隧道从外向内挑破皮肤,至隧道末端,挑出虫体置载玻片上,然后加甘油或乳酸1滴,加盖玻片后镜检。低倍镜下观察,虫体小,近圆形,背部隆起,乳白色或淡黄色,颚体短小,位于虫体前端,整肢似钳状,尖端具小齿,须肢分3节。躯体背部有波状横纹和成列的鳞片状皮棘,躯体后半部有几对杆状刚毛和长鬃。腹部光滑,足4对,足粗而短,似圆锥形。

2. 刮片法　用消毒的手术刀片蘸少许消毒矿物油滴在炎性丘疹表面。平刮数下至油滴内有小血点为度,取丘疹顶部的角层部分,如此连刮6～7个,移至载玻片上的油滴内涂片镜检。

（二）蠕形螨的检查方法

1. 透明胶纸法　于睡前洗脸后将2cm×2.5cm透明胶纸粘于皮损患处或鼻尖、鼻翼、鼻唇沟等处,次晨取下粘贴于载玻片上镜检。

2. 挤压刮拭涂片法　检查者用左手拇、示指挤压被检查者鼻翼两侧皮肤,然后用刮片加压刮取毛囊及皮脂腺分泌物,针挑至载玻片上,加一滴70%甘油水溶液后,盖上盖玻片,镜检。

【实训评价】

1. 会用显微镜观察常见节肢动物标本形态特征并加以鉴别。

2. 检查自己是否感染蠕形螨，并统计班内同学感染率，分析蠕形螨感染的因素。

（韩洪达　于海祥）

教学大纲（参考）

一、课程性质

寄生虫检验技术是中等卫生职业教育医学检验技术专业的核心专业课程。本课程主要研究人体寄生虫的生物学特征、致病特点、实验室诊断及流行与防治等，为寄生虫感染与寄生虫病的诊断提供科学依据，为临床医学、预防医学服务。前导课程有生物学、解剖学、组织胚胎学、生物化学、免疫学等。本课程以临床工作任务为中心组织内容，让学生在完成具体项目的过程中，明确工作对象、采用工具、工作要求，完成相应工作任务并构建相关理论知识，发展职业能力。

二、课程目标

1. 知识目标

掌握寄生虫形态特征、总结寄生虫生活史要点，运用所学知识与临床进行有效沟通，选择适合的寄生虫实验室诊断方法检出寄生虫为临床诊断提供依据。

熟悉寄生虫检验流程，归纳寄生虫实验室诊断主要方法。

了解寄生虫生活史与疾病关系；说出寄生虫病临床特征及防治方法。

2. 能力目标

在教师及上级技师指导下熟练掌握血液、粪便及其他体液、组织寄生虫虫卵、幼虫、成虫、滋养体、包囊、蝇蛆等显微镜形态学检验，准确辨识寄生虫卵、滋养体、包囊等，并与植物细胞、食物残渣进行区分；选用厚血膜和薄血膜、瑞吉氏染色、碘染色、铁苏木素染色、采血时间等提高对丝虫、疟原虫、阿米巴原虫等寄生虫检测阳性率。

学会正确指导医生、护士和患者采集、运输、保存标本，准确辨别不合格标本，提高送检标本质量和检验质量，并与临床进行有效沟通解释结果，出具报告。

用所学寄生虫生活史和生物特征总结实验中生物安全防护要求和医疗垃圾处理方法。

3. 素质目标

培养敬佑生命、救死扶伤、甘于奉献、大爱无疆的职业精神，重视生物安全和检验质量控制，具有良好的计量意识和质量意识。

培养遵法守纪、崇德向善、诚实守信、热爱劳动，履行道德准则和行为规范，具有社会责任感和社会参与意识。

培养尊重生命和关爱病人的良好职业道德，养成与医生、患者、同事之间进行沟通的习惯，具有良好的沟通能力和团队协作精神。

具有一定的自主学习能力和综合分析问题能力。

三、学时安排（参考）

教学内容		学时		
		理论	实践	合计
绪论		2		2
医学蠕虫	一、线虫纲	4	2	6
	二、吸虫纲	4	2	6

教学内容		学时		
		理论	实践	合计
医学蠕虫	三、绦虫纲	3	2	5
医学原虫	四、叶足虫纲	3	2	5
	五、鞭毛虫纲	2	2	4
	六、孢子虫纲	2	2	4
医学节肢动物	七、昆虫纲	1	1	2
	八、蛛形纲	1	1	2
合计		22	14	36

四、课程内容和要求

单元	教学内容与教学要求		教学活动建议	参考学时	
				理论	实践
绪论	1. 寄生现象、寄生虫和宿主 2. 寄生虫生活史 3. 寄生虫与宿主的相互关系 4. 寄生虫病的实验室诊断 5. 寄生虫病的流行与防治	1. 掌握寄生现象、寄生虫和宿主的类别、寄生虫与宿主的相互关系;寄生虫病的流行和防治原则 2. 熟悉寄生虫病感染现状、寄生虫感染的免疫 3. 了解寄生虫学及检验概念、范畴和任务	理论讲授 讨论教学 案例分析 启发教学	2	
医学蠕虫	一、线虫纲	1. 掌握常见线虫和虫卵的形态、感染阶段、感染途径与方式和实验诊断 2. 熟悉常见线虫的致病机制、所致疾病 3. 了解常见线虫的流行特点和防治原则	理论讲授 讨论教学 案例分析 启发教学	4	
	实训一 线虫	能够分辨线虫纲虫体形态和虫卵形态,培养学生养成良好的服务意识、认真的工作态度、严谨踏实的工作素养	实践技能示教		2
	二、吸虫纲	1. 掌握常见吸虫形态及生活史的共同特征,华支睾吸虫、布氏姜片吸虫、卫氏并殖吸虫及日本血吸虫的形态特点、生活史及实验室诊断技术 2. 熟悉常见吸虫的致病机制及临床表现	理论讲授 讨论教学 案例分析 启发教学	4	

单元	教学内容与教学要求		教学活动建议	参考学时	
				理论	实践
医学蠕虫	二、吸虫纲	3. 了解常见吸虫病的流行特点及防治原则			
	实训二　吸虫	能够分辨吸虫纲虫体形态和虫卵形态,培养学生养成实验态度严谨、正确记录实验过程、灵活分析并解决问题的素养	实践技能示教		2
	三、绦虫纲	1. 掌握链状带绦虫、肥胖带绦虫和细粒棘球绦虫的形态结构、生活史、实验诊断 2. 熟悉:链状带绦虫、肥胖带绦虫和细粒棘球绦虫、曼氏迭宫绦虫的所致疾病 3. 了解:链状带绦虫、肥胖带绦虫和细粒棘球绦虫的流行与防治	理论讲授讨论教学案例分析启发教学	3	
	实训三　绦虫	能够分辨绦虫纲虫体形态和虫卵形态,培养学生养成分析问题解决问题的医学生职业素养	实践技能示教		2
医学原虫	四、叶足虫纲	1. 掌握溶组织内阿米巴的形态、实验诊断方法 2. 熟悉溶组织内阿米巴的致病性、生活史、流行及防治 3. 了解寄生于人体肠腔内的其他阿米巴原虫	理论讲授讨论教学案例分析启发教学	3	
	实训四　叶足虫	能够分辨叶足虫虫体形态和虫卵形态,培养学生养成严谨、精益求精、实事求是的职业检验人素养	实践技能示教		2
	五、鞭毛虫纲	1. 掌握阴道毛滴虫、蓝氏贾第鞭毛虫、杜氏利什曼原虫的形态、生活史、实验诊断方法、流行 2. 熟悉阴道毛滴虫、蓝氏贾第鞭毛虫、杜氏利什曼原虫的致病性及防治 3. 了解鞭毛虫的寄生宿主、营养的摄取方式和繁殖方式	理论讲授讨论教学案例分析启发教学	2	

单元	教学内容与教学要求		教学活动建议	参考学时	
				理论	实践
医学原虫	实训五　鞭毛虫	能够分辨鞭毛虫虫体形态和虫卵形态,培养学生养成独立采样、操作技能,分析实验报告结果的能力素养	实践技能示教		2
	六、孢子虫纲	1. 掌握疟原虫、刚地弓形虫、隐孢子虫、卡氏肺孢子虫形态,感染阶段,感染途径与感染方式,实验诊断方法 2. 熟悉疟原虫、刚地弓形虫、隐孢子虫、卡氏肺孢子虫生活史过程,造成流行的因素 3. 了解疟原虫、刚地弓形虫、隐孢子虫、卡氏肺孢子虫致病机制与所致疾病,流行分布与防治原则	理论讲授讨论教学案例分析启发教学	2	
	实训六　孢子虫	能够分辨孢子虫虫体形态和虫卵形态。培养学生养成规范化操作意识,加强质量意识和生物安全意识的职业素养	实践技能示教		2
医学节肢动物	七、昆虫纲	1. 掌握医学节肢动物对人体的危害以及传播疾病的方式;蚊、蝇、蚤、虱、白蛉的主要形态特征 2. 熟悉蚊、蝇、蚤、虱、白蛉的生活史与生态及致病性 3. 了解蚊、蝇、蚤、虱、白蛉的防制原则	理论讲授讨论教学案例分析启发教学	1	
	八、蛛形纲	1. 掌握蠕形螨的形态、生活史与生态 2. 熟悉常见蜱、人疥螨的生活史、生态及与疾病的关系 3. 了解常见蜱、人疥螨的流行与防治原则	理论讲授讨论教学案例分析启发教学	1	
	实训七　节肢动物	能够分辨医学节肢动物虫体形态、发育阶段等,培养学生养成独立诊断,科学严谨的职业素养	实践技能示教		2

五、说明

(一)教学安排

本教学大纲主要供中等卫生职业教育医学检验技术专业教学参考使用。本课程第三学期开设,总学时为 36 学时,其中理论教学 22 学时,实践 14 学时。

（二）教学要求

1. 全面落实课程思政建设要求,坚持知识传授与价值观引领相结合,理论联系实际。本课程对知识部分教学目标分为掌握、熟悉、了解 3 个层次。掌握指对基本知识、基本理论有较深刻的认识,并能综合、灵活地运用所学的知识解决实际问题。熟悉指能够领会概念、原理的基本含义,解释现象。了解指对基本知识、基本理论能有一定的认识,能够记忆所学的知识要点。

2. 本课程重点突出以岗位胜任力为导向的教学理念,在技能目标分为能和会两个层次。能是指能够独立、规范地解决实践技能问题,完成实践技能操作。会是指在教师的指导下能够初步实施实践技能操作。教学中应注意呈现思政元素,实现德、识、能三位一体育人。

（三）教学建议

1. 在教学过程中:注重理论和实践相结合,注意与行业标准和临床医学检验技术考试大纲相结合;教学方法可根据教学内容采用项目教学法、任务驱动法、工学结合法等不同教学方法;教学形式可采用讲授、实验实训、示教、现场操作、学生自学、讨论等多种形式;充分利用医学检验技术专业教学资源库等各种网络资源,发挥校内、校外实践基地所具备的条件,开展工学结合,学做一体化教学,提高教学效果。同时,要充分挖掘思政素材,融入素质教育,强化课程思政理念,提高学生职业素养,树立正确职业价值观。

2. 在实验实训中:充分利用校内、校外实训基地教学资源和仪器设备,采用寄生虫虫卵标本片、寄生虫图谱、寄生虫大体标本、寄生虫感染病变组织等进行实验,对学生实验实训过程中出现的不规范操作,应及时地进行纠正和正确引导,提高专业技能。实验实训项目完成后,要对实验中出现的各种问题进行小结分析,启发学生思考,提高分析问题和解决问题能力。

3. 在职业素养培养过程中:实践教学是培养职业素养的重要抓手,要言传身教,积极培养学生精益求精和爱岗敬业精神,增强工作责任性,使学生的知识、技能和职业态度得到全面提升。

根据学生学业成绩,采取不同方式和途径开展课程评估和诊改,了解教学环节中存在的不足,提出改进措施和方法,持续提高教学质量。

参 考 文 献

［1］陈兴保.人体寄生虫学［M］.4 版.北京:人民卫生出版社,2002.

［2］尹燕双.寄生虫检验技术［M］.2 版.北京:人民卫生出版社,2010.

［3］汪晓静.寄生虫学检验实习指导与习题集［M］.北京:人民卫生出版社,2010.

［4］曹励民.寄生虫学检验［M］.3 版.北京:人民卫生出版社,2011.

［5］田冬梅.寄生虫检验技术［M］.北京:中国中医药出版社,2013.

［6］尚红,王毓三,申子瑜.全国临床检验操作规程［M］.4 版.北京:人民卫生出版社,2015.

［7］陆予云,李争鸣.寄生虫学检验［M］.4 版.北京:人民卫生出版社,2020.

［8］叶薇.寄生虫检验技术［M］.3 版.北京:人民卫生出版社,2021.

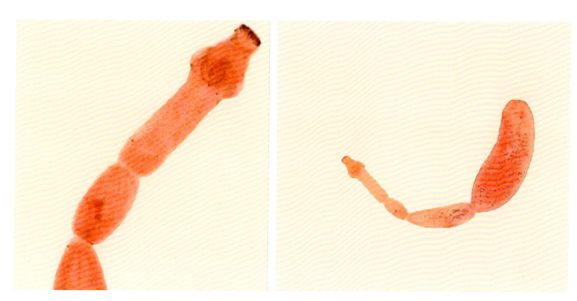

图 3-5　细粒棘球绦虫成虫

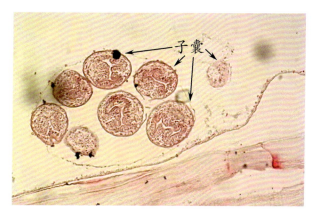

图 3-6　细粒棘球绦虫子囊

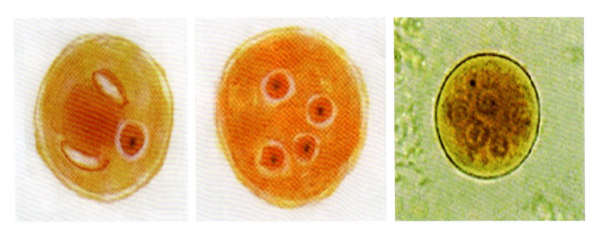

图 4-2　溶组织内阿米巴包囊(铁苏木素染色)

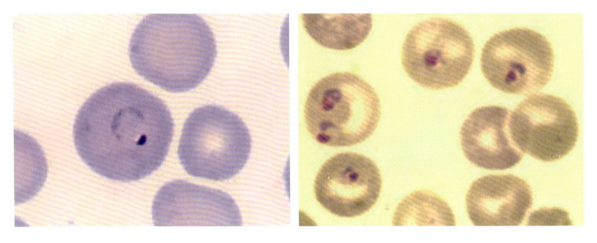

间日疟原虫小滋养体　　　　　　　　恶性疟原虫小滋养体

图 6-1　间日疟原虫和恶性疟原虫小滋养体

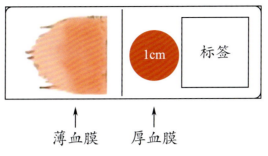

薄血膜　　厚血膜

图6-6　薄血膜及厚血膜涂片

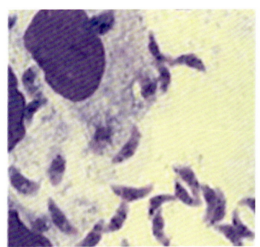

弓形虫滋养体

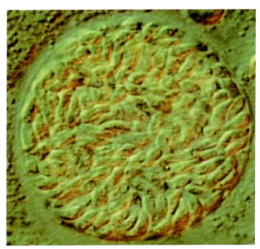

弓形虫包囊

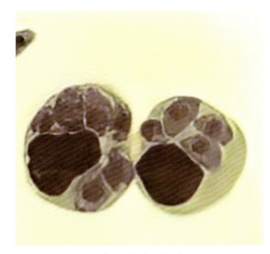

弓形虫假包囊

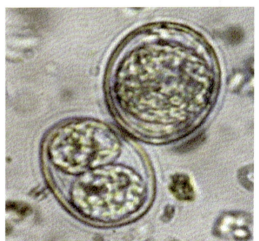

弓形虫卵囊

图6-7　弓形虫各阶段形态

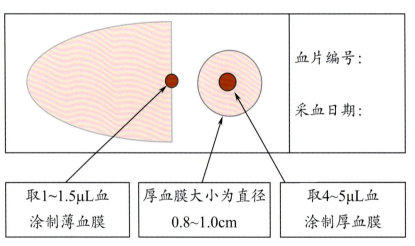

实训图 -1　血涂片制作示意图

取1~1.5μL血涂制薄血膜

厚血膜大小为直径0.8~1.0cm

取4~5μL血涂制厚血膜

血片编号：

采血日期：